# DE LA

# MESURE DU DISCERNEMENT

## EN MATIÈRE CRIMINELLE

PAR

## Le Dʳ Louis PENARD

Ancien interne des hôpitaux,
Membre de la Société de médecine légale de France,
Président de l'association des médecins de Seine-et-Oise,
Membre du conseil général de l'association
des médecins de France,
Chevalier de la Légion d'honneur.

In omnibus rebus videndum est, quatenus;
etsi etiam suus cuique modus est, tamen magis offendit nimium, quam parum.

(CICERO, *Orator*, § 22.)

Trust a few,
Do wrong to none.
SHAKESPEARE, *All's well that ends well*, I, 1.)

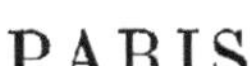

# PARIS

## LIBRAIRIE MÉDICALE LOUIS LECLERC

O. BERTHIER, Successeur

104, BOULEVARD SAINT-GERMAIN, 104

1880

DE LA

# MESURE DU DISCERNEMENT

## EN MATIÈRE CRIMINELLE

L'appréciation de l'intelligence ou plutôt la mesure du discernement est, en médecine légale, une question tout à fait à l'ordre du jour; question délicate au premier chef, car assigner des proportions à la responsabilité, dire dans quelles limites on peut la circonscrire partielle, et dans quelles circonstances on doit l'affirmer absolue, est une de ces difficultés qui engagent le plus la conscience du médecin légiste. Pour mon humble part, mêlé depuis longtemps déjà aux choses épineuses de la jurisprudence criminelle, je n'ai jamais rencontré problème plus saisissant et à solution plus laborieuse. En cinquante ans, cette redoutable question d'investigation de l'intelligence a fait bien du chemin — trop de chemin peut-être.

Un fou se livre à un acte quelconque : si la raison y avait présidé, ce serait un crime; mais le pauvre auteur est inconscient; dès lors l'acte commis reste seulement pour mémoire et devient un accident purement machinal. Quelque fou cependant que soit réellement ou paraisse le criminel, voire même le simple délinquant, tant qu'il n'est pas, pour temps ou pour jamais, régulièrement séquestré sous les verrous de la loi, il appartient de plein droit à la Société et peut se recommander d'elle ; or, celle-ci n'abandonne pas les siens sans lutte ni conflit : c'est alors l'heure du magistrat, mandataire de la justice, cette suprême délégation de la Société ; il a titre et qualité pour s'emparer du fait soumis à sa capacité et l'examiner au point de vue juridique ; son premier mouvement et son instinct professionnel, d'ailleurs, le porteront tout d'abord à considérer l'acte en lui-même et ses conséquences sociales, plutôt qu'à scruter la disposition d'esprit du coupable, ou à chercher les circonstances atténuantes de la culpabilité ; cela est acquis et se comprend à merveille, car ce qui frappe surtout dans un crime, c'est le crime lui-même ; le criminel ne vient qu'après, en sous-ordre.

Imbus de l'idée que, sinon dans la totalité, au moins dans la majorité des cas, le bon sens, l'instruction, l'usage de la vie et surtout la pratique des matières litigieuses suffisent à qualifier n'importe qui, et à le mettre à même de se prononcer *habilement* sur la valeur et la portée de l'intelligence, les magistrats, avec une sorte de regret si involontaire qu'ils ne s'en rendent même pas compte, autoriseront le médecin légiste à passer rapidement le doigt entre l'arbre et l'écorce, c'est-à-dire à interposer sa science et son action, indispensables souvent, gênantes quelquefois, entre l'inculpé et la loi ; et toutefois, lorsque en face des questions d'une physiologie ardue, hérissées de tous côtés des redoutables inconnues de l'anatomie et de la pathologie, subissant, de par leur conscience, la nécessité d'appeler à l'aide un expert médical, ils inclineront malgré eux, quoi qu'ils en aient, à limiter si étroitement son degré de compétence, qu'ils en arriveraient volontiers, avec Elias Regnaut, à le déclarer incompétent.

Il en était ainsi, il n'y a pas encore très longtemps, et le

médecin n'a pas à s'en étonner, entendant un des siens,
Urbain Coste, au rapport de Leuret (1), déclarer qu'un
homme d'un jugement sain est tout aussi compétent que le
plus habile d'entre ses confrères ; que l'ignorant a même,
sur celui qui sait, l'avantage de rester étranger à toute prévention scientifique, et que c'est uniquement par respect
pour l'usage, par pure politesse, que les tribunaux veulent
bien prendre l'avis d'un homme de l'art.

Quant au fond, et je n'entends ici médire de personne,
les dispositions d'esprit des jurisconsultes n'ont peut-être
guère changé ; mais, sans contredit, les formalités de l'enquête judiciaire se sont singulièrement modifiées ; autrefois,
un meurtre étant commis, on mettait, comme aujourd'hui
— quand on le pouvait — la main sur le meurtrier ; requis,
le médecin légiste avait le plus ordinairement à compter
ou décrire les blessures de la victime, à reproduire, pour
ainsi dire, la scène de l'attentat — c'était là le grand art —
au bénéfice de l'instruction et du droit public — pas davantage. — L'affaire arrivait en temps et lieu à la Cour d'assises,
le jury décidait, comme il voulait, au mieux de ce qu'il
croyait la vérité ; si le crime était patent, mieux encore,
spontanément avoué, l'accusation procédait sans entraves ;
la défense faisait généreusement son œuvre, arguant sobre-
ment de la situation d'intelligence du prévenu, et lorsque
par occasion, sur ce terrain, elle en appelait à la compétence médicale, l'appel était timide, sans autorité, personne
ne semblait s'en apercevoir, et, comme de parti pris, on
n'en tenait presque pas compte. — C'était là un grand tort.

Les procédés sont aujourd'hui bien différents : un assassinat est commis ; l'assassin pris sur le fait, avoue, ce qui
n'a rien d'exorbitant ; il avoue même la préméditation :

______

(1) *Annales d'hygiène*, t. I, 1re série.

ne semble-t-il pas que les choses doivent marcher sans obstacle à leur aboutissant naturel? — point! — Des principes nouveaux se sont insensiblement introduits d'eux-mêmes, pour ainsi dire, sans qu'on en sache précisément ou l'auteur ou la cause : il y a là sans doute, espérons-le du moins, un plus grand respect de la liberté, une sorte d'*habeas corpus* français ; quoi qu'il en soit, il ne suffit plus aujourd'hui, comme aux temps bibliques, de sonder les cœurs et les reins, il faut encore à chaque instant soupeser l'intelligence, enregistrer exactement son poids et sa mesure ; on invente tous les jours un nouveau thermomètre pour mieux surprendre les degrés de la calorification fébrile jusque dans les bas-fonds les plus reculés, on trouvera bientôt le métronome intellectuel. Ne sont pas en cause ici, bien entendu, ces gros cas d'aliénation mentale qui crèvent les yeux, même des ignorants d'Urbain Coste ; j'ai en vue les faits quotidiens où nul jadis ne se serait avisé de mettre le discernement sur la sellette ; aussi qu'advient-il? C'est que personnellement édifié sur la conduite à tenir, le magistrat instructeur se prend néanmoins à hésiter à l'endroit de la tournure définitive à imprimer à ses conclusions ; le plus ordinairement, il est soutenu dans son hésitation par les incertitudes du parquet : si, aux débats, avec l'éloquence que l'on imagine et ces péroraisons brûlantes que l'on sait, le défenseur, affichant au grand jour les difformités mentales de l'accusé, allait soulever, tout près du dénouement, la question d'irresponsabilité morale et y gagner le jury! — Un supplément d'information serait probablement réclamé, l'affaire renvoyée à prochaine session, et le glaive de la justice maladroitement suspendu ! — C'est pourquoi le juge d'instruction, à seule fin d'éviter tous ces sauts et ressauts, se voit presque à regret, nous l'avons assez dit, moralement contraint d'en référer à la compétence médicale ; j'en appelle, à cet égard, aux confidences journalières des magistrats aux experts ; je ne voudrais blesser personne, je cherche seulement à exposer les choses comme elles sont.

Hier donc, les crimes les plus inexplicables et le moins expliqués, n'apportaient guère au criminel, malgré l'excentricité de ses allures et de son intelligence, les perspectives de l'examen médical ; — aujourd'hui, depuis le sauvage qui assassine, en la martyrisant, une vieille femme ; la bête féroce qui viole, tue et dépèce une malheureuse enfant, jusqu'à la plus vulgaire tireuse de cravates, de pièces de satin ou de porte-monnaie, dans nos magasins, grands ou petits, tout meurtrier surpris sur le couteau, ou larron pris dans le sac, en appelle à l'expertise médicale. Et nous, experts du temps présent, nous ne sommes que trop enclins, à l'insu de notre conscience, cela va sans dire, à nous laisser glisser sur la pente si facile des atténuations ; nous souscrivons trop vite et trop libéralement à ces conséquences héréditaires qu'on ne saurait préciser avec rigueur ; à ces arrêts de développement plus aisés à signaler en parole, qu'à démontrer irréfutablement en fait ; à ces affections larvées qui mettent exceptionnellement bas le masque ; à ces asymétries organiques plus souvent spécieuses que réelles : en effet, que la cloison du nez penche un peu plus à droite qu'à gauche ou à gauche qu'à droite — les deux se valent — que la commissure gauche des lèvres s'abaisse un peu plus que la droite ; que l'œil droit ou gauche, n'importe, soit imperceptiblement plus étroit ou plus large que son frère jumeau, et ces légers vices de forme, dont on serait bien embarrassé de déduire logiquement des conséquences forcément pathologiques, vont jouer cependant le grand rôle dans les circonstances atténuantes.

Les mœurs publiques se seraient-elles à ce point adoucies qu'il soit indispensable de puiser l'atténuation *quand même* à toutes les sources possibles? Messieurs les assassins perfectionnent tous les jours leurs petits procédés ; l'attendrissement qui en résulte nous conduit-il irrésistiblement à perfectionner les motifs d'atténuation à leurs crimes? Il n'est pas question ici, cela va de soi, de ces interventions qui, dans les cas difficiles, obscurs même pour ceux qui savent, impénétrables pour ceux qui ne savent pas, font jaillir la lumière, et sont le grand et l'éternel honneur de la médecine ; je parle du *courant*, du *menu*, si j'osais me servir de cette expression, et je dis qu'en moyenne — moyenne est ici pour me concilier tout le monde — nous experts, nous avons tendance à nous montrer trop indulgents pour les criminels. Cela tient à ce que, en France surtout, la fibre passionnelle et sentimentale est trop impressionnable ; nous procédons trop aisément par bonds et par extrêmes : la question n'a pas encore trouvé son équilibre.

Peut-être jadis n'était-on pas assez frappé des défectuosités de l'intelligence, peut-être les met-on trop en relief aujourd'hui ; nous semblons emprunter à nos voisins d'outre-Manche, l'esprit, sinon la lettre, d'une de leurs formules favorites, et pour un peu, nous nous empresserions, comme le juge d'Angleterre, d'avertir pieusement ceux qui ont massacré des vieilles femmes, violé de jeunes enfants, dépécé leurs cadavres, de ne rien dire ou rien avouer qui puisse les compromettre !

Je voudrais montrer par quelles voies successives, par quelle progression insensible, la manière judiciaire s'est, à mon sens, peu à peu transformée ; s'il m'est permis de tracer à ce sujet une esquisse rétrospective, qu'on se rassure, je ne remonterai pas même à Zacchias !

Le 10 août 1824, une bête fauve, Antoine Léger, des hauteurs qui dominent le vallon d'Itteville, dans les environs d'Étampes, aperçoit une pauvre fillette de douze ans,

cueillant des fleurs à la lisière du bois ; il fond sur elle, lui
passe un mouchoir autour du cou, la charge sur ses épaules,
l'emporte en pleine forêt, la viole, la tue à coups de couteau, lui ouvre la poitrine, en arrache le cœur, dont il dévore
un morceau encore palpitant ; on l'arrête, on le juge, et le
docteur Marc assiste au procès ; non pas, il est vrai, mandé
par la justice, mais pour sa propre instruction, sinon en
curieux, au moins en savant. Pendant les débats, Léger,
dont la physionomie offre un singulier mélange de stupi-
dité et de douceur, conserve stéréotypé sur ses lèvres bes-
tiales, une sorte de sourire de satisfaction. Le défenseur
jette en pleine lumière cette face monstrueusement stupide ;
il insiste avec énergie pour que la question d'aliénation
mentale soit au moins posée au jury ; après une heure de
délibération, le jury, de son autorité souveraine, rend un
verdict négatif sur le fait de la démence, et le 1er décembre
1824, Léger est exécuté.

En 1825, c'est-à-dire un peu tard pour Léger, Georget
fait une révision médicale du procès, suivie d'intéressantes considérations sur la liberté morale ; dans ce misérable assassin, il se refuse à voir un meurtrier responsable
ou un cannibale ; il trouve simplement un mélancolique et
un imbécile, dans le sens médical du mot ; il constate en
lui une dépravation du goût et une aberration caractéristique du sens moral, le tout relevant directement de l'aliénation mentale ; or, conclut-il, c'était à Charenton qu'il
fallait le loger, et non à l'échafaud !

Peu après le crime de Léger, dans le bois de Vincennes,
un homme frappe violemment et tue deux enfants : l'un de
cinq ans, l'autre de six ; de tous côtés, on poursuit le meurtrier, et on le rencontre bientôt, impassible, causant froidement avec un artilleur ; à la sommation du gendarme de le
suivre en prison, il répond avec calme : « Vous vous

trompez, vous me prenez pour l'autre. » On l'arrête néanmoins, et on l'entend dire pendant qu'on l'emmène :
« C'est abominable de tuer deux enfants ; si on a à se plaindre d'une personne, on peut l'appeler en duel, mais pour
assassiner deux enfants, il faut avoir de grands motifs ».

Tout le monde a reconnu Papavoine.

Ce malheureux a quarante et un ans ; il souffre de réten-
tion d'urine, d'entérite chronique, d'un commencement
d'asthme ; de plus, il est taciturne, mélancolique ; dans
l'usage ordinaire de la vie, cependant, ses allures sont
généralement bienveillantes ; on le tenait pour sensé et
même de bon conseil ; c'était un de ces hommes enfin qui,
comme on le dirait dans notre français international d'aujourd'hui, présentent une sorte de *respectability*. Dans sa
prison, il déclare avoir voulu tuer les enfants de France,
bien qu'il sache, il le reconnait, que le lieu de promenade
du duc de Bordeaux et de Mademoiselle est le bois de Bou-
logne et non celui de Vincennes. Il met le feu à son lit, et
si on lui en demande le pourquoi : « Pour brûler mes
puces », répond-il gravement ; il frappe d'un coup de couteau un de ses camarades de détention, et tout cela ne
soulève pas la moindre enquête médicale.

A l'audience, on s'attend à voir paraître un insensé, aux
yeux hagards, à la face bestiale, un scélérat aux traits mar-
qués d'un sceau fatal et terrible — comme on disait en
1825 ; — on se trouve en face d'une sorte d'employé aux
traits placides, à l'habit noir strictement boutonné, à l'allure
bureaucratique ; sa voix est voilée, il bégaie légèrement.
Quel beau jeu ferait aujourd'hui ce bégaiement à l'expertise
médico-légale

Le président des assises lui demande pourquoi il a frappé
ces malheureux enfants : « Ce n'est pas par ma saine volonté,
répond-il, je ne sais comment j'y ai été poussé ; je voudrais,

au prix de tout mon sang, n'avoir pas versé le leur ; c'est une frénésie qui m'a fait commettre cet acte incompréhensible. »

Le défenseur, M⁰ Paillet, plaide éloquemment la folie ; mais l'heure n'est pas venue et la folie ne dit encore rien qui vaille. On condamne Papavoine à la peine de mort, on l'exécute en place de Grève ; l'examen médical intervient en sa faveur, c'est vrai, mais, comme pour Léger, après l'exécution.

Un peu plus tard, à la fin de 1825, Henriette Cornier, sans motif apparent, sans excitation préalable, scie le cou d'une malheureuse enfant qu'elle caressait d'habitude ; mais la question judiciaire a déjà fait un pas et cependant, quoiqu'on commence à hésiter, presque à reculer devant ces crimes inouïs, sans explication, c'est seulement à la requête des époux Cornier qu'on désigne trois médecins chargés d'examiner l'état mental de l'accusée : MM. Adelon, Esquirol et Léveillé.

Les considérants des réquisitions de l'avocat général sont très intéressants, mais trop longs à rapporter ici ; mentionnons-en deux toutefois : l'un qu'on retrouve dans toutes les commissions rogatoires d'aujourd'hui, et l'autre pris à seule fin de repousser le premier :

« Attendu qu'on demande de faire constater par des médecins l'état mental d'Henriette Cornier, au moment du crime et son prétendu état actuel de démence ;

» Attendu que le premier chef de demande ne pouvait être accordé, puisqu'il tendait à substituer à la décision des juges constitués par la loi, l'opinion des docteurs en médecine, sur des faits qu'ils n'auraient pu connaître personnellement, et qui ne peuvent être établis que par un débat, etc., etc. »

On voit, par cette citation, que la magistrature résiste d'instinct à l'exploration médicale et qu'elle ne saurait admettre, d'ores et déjà, qu'en scrutant l'état actuel, les médecins puissent antijuger en quelque sorte de la situation mentale au moment du crime. On sait l'issue de l'affaire : la cause est renvoyée à une autre session et c'est aux nouvelles assises, qu'Esquirol développe la théorie, alors peu généralisée, de la monomanie. Henriette Cornier est évidemment sauvée de la mort par l'intervention médicale ; mais échappant à la peine suprême, elle n'échappe ni à la marque, ni aux travaux forcés à perpétuité.

Je ne saurais prétendre à faire ici l'histoire complète de l'expertise médicale au point de vue du discernement en matière criminelle ; mais je rencontre encore sur mon chemin trois noms qui peuvent avoir une signification particulière : Jobard, Verger, Jeanson.

Le 15 septembre 1851, au théâtre des Célestins, à Lyon, une jeune femme est frappée à mort, au sein gauche, d'un coup de couteau porté par un homme placé derrière elle : l'homme, c'est Jobard ; il ne connaissait pas la jeune femme, il ne l'avait jamais vue ; *il a tué pour être tué !* — Je n'insiste pas sur les détails de l'affaire, on les retrouvera tout entiers dans un travail du docteur Arthaud, médecin en chef de l'asile des aliénés de l'Antiquaille (1).

Ici l'intervention médicale existe ; elle est, on ne saurait le nier, pleine de mouvements et de complications, et on se souvient encore de l'émotion dont fut soulevé, à cette occasion, tout le corps médical de Lyon, tant furent contradictoires les diverses opinions sur l'état mental de Jobard.

Ce procès criminel est curieux, en parallèle surtout avec

(1) *Examen médico-légal des faits relatifs au procès criminel de Jobard.* Paris-Lyon, 1852.

celui de Papavoine ; c'est une étape considérable dans la question.

Aussi, après l'affaire Jobard, est-on surpris, en janvier 1857, de ne pas voir éclater en face de l'affaire Verger, à Paris, plus d'agitation médicale. Le mouvement acquis semble s'arrêter tout à coup, au lieu de continuer et de se propager ; cela tient-il aux circonstances du crime en lui-même ? c'est possible et même probable.

Verger, c'est un prêtre interdit, irrité de l'être, facilement excitable, très excité, et qui, pour protester contre le dogme nouveau de l'Immaculée Conception, tue d'un coup de couteau l'archevêque de Paris, M$^{gr}$ Sibour, en criant : « Pas de déesses, à bas les déesses ! » On l'arrête presque en flagrant délit, il n'a donc pas à nier ; il ne le tente pas d'ailleurs, il avoue même la préméditation. C'est bien pour tuer l'archevêque qu'il est venu le jour même à Saint-Étienne-du-Mont ; l'année précédente, à la suite d'un honteux scandale étalé sous la grande porte de l'église de la Madeleine, on l'avait arrêté, envoyé à la Préfecture de police, et soumis à l'examen de M. le docteur Lassègue. Dans ses conclusions, l'habile et clairvoyant professeur déclarait qu'il ne s'agissait pas encore d'un fou, mais tout au moins d'un homme dangereux, sur lequel il convenait d'exercer une surveillance attentive.

Verger, après une courte et rapide instruction, — les faits parlaient d'eux-mêmes, — paraît en Cour d'assises ; on n'a pas oublié quels soubresauts fébriles ont marqué son interrogatoire ; le premier président, M. Delangle, s'était, par exception, réservé de le diriger lui-même ; on se souvient de l'exaltation prétentieuse, boursoufflée — éloquence de la folie — du misérable : il dresse le banc des accusés, pour s'en faire une tribune ; son exorde associe Jésus-Christ et Napoléon III — le *pax vobis, pax omnibus* de l'un avec

l'*Empire, c'est la paix* de l'autre. En vain le président s'ef-
force-t-il d'arrêter ce débordement de verbiage insensé. —
« Voyez, auditoire, hurle Verger, on me refuse la parole, et
» pourtant on m'accuse, entendez-le bien ; » à la déposition de
la loueuse de chaises, il répond : « Le témoignage de Madame
» est nul dans ses conséquences ; il n'est pas permis d'après
» la doctrine de Notre Seigneur Jésus-Christ, de rien rece-
» voir dans les lieux saints ; or j'ai remis dix centimes à
» Madame pour entrer dans la nef, c'est une simonie, j'es-
» père que Madame s'en souviendra, et que cela profitera à
» son âme ! » — Et les violences et les algarades sans fin
de l'audience ! il faudrait tout raconter.

L'éloquent défenseur, M⁰ Nogent Saint-Laurens, plaide
chaudement la folie ; il cherche à abriter son triste client
sous des citations empruntées à Calmeil ; toutefois il n'y a
pas aux assises d'expert légalement requis. Le pourvoi
rejeté, l'Empereur, il est vrai, fait appel à une commission
de médecins pour constater l'état mental du condamné,
mais c'est affaire privée en quelque sorte, et le médecin
ordinaire du prince conclut dans son rapport que l'assassin,
au moment du crime, jouissait du libre exercice de sa
raison. Verger est donc abandonné à l'exécuteur.

Aujourd'hui, le condamnerait-on à mort ? Je ne le crois
pas. Il serait tout au moins l'objet d'un scrupuleux examen
médical, et n'y eût-il gagné que les circonstances atténuantes,
sinon Charenton, il y aurait sans contredit gagné quelque
chose.

Certes, ce stupide meurtrier est peu intéressant en lui-
même ; son lâche attentat ne prête par aucun côté au moindre mouvement de commisération ; mais son cerveau était
de toute évidence mal pondéré, et il devenait opportun de
le soupeser dans les doubles balances de la science et de
la loi.

En 1868, vient l'affaire Jeanson ; Jeanson est un jeune séminariste, âgé de dix-neuf ans, qui met le feu au séminaire de Pont-à-Mousson, et y assassine Jouatte, l'un de ses camarades — *formosum pastor Corydon ardebat Alexin.* — L'histoire, on la connaît ; elle est tout au long dans la consultation médico-légale du docteur Morel et le non moins remarquable rapport du docteur Jules Falret, présenté à la Société de médecine légale de France et approuvé par elle. Ici encore, mais plus accentué que dans le procès Jobard, nous retrouvons l'antagonisme médical ; la discussion s'engage d'égal à égal, c'est un véritable duel ; on dirait qu'on a préalablement mesuré les épées, car c'est entre médecins aliénistes, distingués au même titre, tous à la tête d'établissements spéciaux, que s'élève une controverse pleine d'ardeur ; ces savants mêlant de si près théorie et pratique, diffèrent d'opinion. C'est le spectacle de ces contradictions médicales qui mettent parfois en péril les intérêts des aliénés devant la justice, dira le regretté docteur Morel ; c'est possible en certains cas, répondrai-je, mais en la cause cependant, Jeanson ne s'en est pas trouvé plus mal. La médecine légale, toujours est-il, occupe en cette affaire une place importante.

Ces étapes peuvent suffire à ma thèse, il est donc superflu de les poursuivre plus loin. Cela me paraît acquis désormais : les allures judiciaires, au point de vue de l'enquête criminelle, se sont visiblement transformées ; elles se sont certainement améliorées, car les fous ont aujourd'hui moins de chances de monter à l'échafaud.

Mais, je le crains bien, on aura faussé la question ; le mouvement a été trop brusque ; on s'est laissé emporter par la force centrifuge. De nos jours, en effet, il n'est crime ou faute qui se commette, crimes effroyables ou simples peccadilles, qui ne soulève les laborieuses questions de responsabilité partielle ou complète.

Certes, on ne me prêtera pas la pensée de m'inscrire contre les expertises ou les experts ; j'ai fait profession de médecine légale pendant plus de trente ans de ma vie ; je me suis habitué à la considérer comme un sacerdoce. Je l'aime — d'un amour très platonique à coup sûr — car on ne saurait l'aimer pour ce qu'elle rapporte d'honneur ou de profit. — L'honneur ? — il ne s'augmente guère de ce que disent de nous le premier président Troplong, le président d'assises Poinsot, le procureur général Dauphin. — Le profit ? — trois francs, la visite et le rapport ; en province, cinq francs, l'autopsie après exhumation ! — J'aime donc la médecine légale avec désintéressement, pour elle-même, comme on aime le juste et le droit ; aussi, sans croire manquer au respect que je lui porte et dont je me vante, je dirai hardiment, qu'à mon sens, elle trouve aujourd'hui trop de fous et pas assez de criminels.

Je vais essayer de justifier ma proposition :

L'intelligence, un de ces mots que tout le monde saisit et que par cela même, il n'est heureusement pas nécessaire de définir, varie évidemment de valeur, suivant les individus, les conditions sociales où ils se trouvent et les milieux où ils vivent. La loi va droit au fait matériel ; elle ne consent à se dessaisir des coupables, qu'autant qu'un défaut originel de leur constitution physique ou une altération pathologique reconnue, les soustrait à sa sévérité ; un enfant, un malade en délire, un fou, ne sauraient, aux yeux de la loi, commettre de crime, et comme les affections mentales, surtout dans quelques-unes de leurs nuances, ne se diagnostiquent pas au jugé, elle en réfère au médecin, et elle fait bien.

Le premier venu, par exemple, a commis un crime ou un

délit, sous le coup de cette forme d'aberration mentale appelée *folie transitoire*, étonnement par excellence de ceux qui sont restés étrangers aux études aliénistes. Les antécédents du coupable sont, avant le crime, irréprochables; les actes consécutifs paraissent des plus raisonnables, et le magistrat, bien que lui aussi — lui surtout — répugne d'instinct à cette idée toute nouvelle pour lui : la folie transitoire — sera bientôt forcé de douter, et, doutant, d'en appeler à la science de l'homme de l'art.

Ce n'est pas trop, en effet, d'une compétence toute spéciale, pour étudier à fond et mettre en lumière l'intelligence qu'une secousse, un véritable tremblement du sol nerveux, a pu troubler un instant et qui, l'acte commis, s'est rassise, presque rassérénée, se présentant à un explorateur inhabile sous un aspect d'intégrité parfaite; ce n'est pas trop d'un maître de l'art, pour décider si le système nerveux a été lésé dans son essence; si sous le choc instantané, presque électrique, d'une crise isolée, le libre arbitre a pu être, à un moment donné, non pas seulement diminué, mais étouffé, anéanti.

Quoi! un individu, sain d'esprit avant et après un acte quelconque, a pu, le temps que dure l'éclair, perdre la raison et n'aura pas à répondre de ce que, sous l'éclair, il a pensé, dit ou fait? Quelle force d'autorité il doit y avoir dans la parole de celui qui l'affirme! Noble tâche, mission magnifique, splendide, qu'a remplies quelquefois la médecine légale couvrant un malade de son verdict scientifique, comme d'une égide tutélaire, pour l'arracher à l'aveuglement de la loi qui s'apprêtait à frapper en lui un coupable inconscient.

Mais il n'en est pas toujours ainsi; il y a des faits discutables pour tout le monde, qui mettent à rude épreuve la conscience de l'expert et la certitude de ses conclusions.

Voici par exemple un épileptique à accès bien caractérisés ;
il en a eu bon nombre à Bicêtre, à Clermont, à Versailles :
malaise initial, aura, etc., la crise y est tout entière. Les accès
cependant sont plus ou moins espacés. Dans leur intervalle,
cet homme qui semble vivre de la vie commune, a volé,
sachant bien réellement qu'il volait ; car lorsqu'on le lui
reproche, il ne prend pas le prétexte épileptique d'avoir tout
oublié, il baisse la tête avec embarras et se reconnaît voleur.
Il a une excuse, une seule : il n'a jamais su profiter de ses
vols ! — C'est un voleur maladroit, voilà tout.

Sur les bancs du jury, mon indulgence tiendrait peut-être
compte de sa maladresse, mais je n'ai pas à être indulgent,
je suis un expert ; je vois bien venir l'épilepsie, prétendant à
elle seule avoir fait tout le mal et soulevant la suprême res-
source de la responsabilité. Malgré cela, contre elle, je suis
de ceux qui déclareront mon épileptique, suivant la langue
du jour, *carrément* responsable. Mon voleur, en effet, ne
volait pas sous le coup de l'épilepsie, or c'est en toute conscience que j'enverrai le voleur à la prison, quitte à confier
l'épileptique au médecin de l'établissement.

Ah ! permettez, il y a, je le sais bien, dans l'épilepsie certaine forme particulière, mais qui n'a rien à voir ici : celle
de l'épileptique commettant un crime en véritable incuba-
tion ou plein accès d'épilepsie : Un paysan est laborieuse-
ment courbé sur son sillon ; tout à coup, hors de lui, soulevé pour ainsi dire par une force électrique, il se redresse
et le manœuvrant, comme une massue, de son lourd outil de
travail, il abat en un clin d'œil cinq à six victimes ; deux
heures après la catastrophe, il est redevenu calme, il se
sent presque heureux, il ne se souvient de rien d'ailleurs.
Pas de discussion possible, cet homme est un fléau social,
c'est vrai, mais enfin c'est un malade ! Donnons-lui du bro-
mure de potassium et enterrons les victimes ; notre meur-

trier, sans le savoir et sans le vouloir, est et doit demeurer un épileptique irresponsable.

Mais mon voleur à moi, un épileptique aussi cependant, c'est tout autre chose. Ses accès sont plus ou moins espacés, ai-je dit : dans leur intervalle, il raisonne et agit à peu près comme tout le monde. Il y a, c'est vrai, dans sa situation un côté vraiment intéressant et ce qui me donne raison, c'est qu'il s'en rend lucidement compte : son épilepsie, c'est lui qui le dit, le met à part et au ban de la foule; elle a fait de lui une sorte de paria, d'*outlaw;* il a la bonne volonté du travail, mais on ne lui permet pas de travailler; personne ne veut le laisser approcher ou s'approcher de lui; la Société ne lui pardonne pas d'être malade; ce n'est pas lui qui déclare la guerre à la Société, c'est elle qui lui ferme toutes les issues; la Société ne lui fait pas grâce, pourquoi ferait-il grâce à la Société? Aussi, dans l'intervalle de ses accès, bien qu'il sache à merveille ce que signifient vol et assassinat, il vole et il tue. Il y a là, je le reconnais, un problème social qui peut et doit intéresser l'économiste, mais dans lequel moi, expert, je n'ai rien à voir; l'économie politique ou sociale restant complètement étrangère à mon mandat. En effet, que me demande-t-on? « En admettant qu'une » affection nerveuse soit réellement constatée chez cet » homme, la maladie lui a-t-elle laissé et lui laisse-t-elle » encore le discernement de ses actes en général et en par- » ticulier des vols qu'il a commis? » C'est là une question positive, à laquelle je dois répondre positivement. Irai-je dire à la loi : prenez garde, mon voleur est un épileptique d'un certain ordre; ce ne sera pas assez pour la loi qui ne peut pas, qui ne doit pas savoir la différence qu'il y a entre les épileptiques; il faut bien que je donne une indication précise qui n'entrave pas, mais au contraire facilite son action. Dans le premier cas, je dirai donc nettement à la loi :

cet homme est un meurtrier, sans doute, car il a commis un ou plusieurs homicides. — Dire si c'est un meurtrier, moins la préméditation, demandez-le à M. Faustin Hélie, c'est l'affaire des jurisconsultes; mais ce qui me regarde moi, médecin, ce qui est ma mission, mon devoir, c'est d'affirmer qu'avant tout, c'est un épileptique; il est couvert, il est protégé dans le meurtre par l'épilepsie, n'y touchez pas, c'est un malade ! — Dans le second cas, au contraire, avec la même fermeté de conscience, je dirai : Soit, c'est un épileptique aussi, mais avant tout, par-dessus tout, c'est un voleur! — Quand il volait, ce n'était plus comme quand l'autre tuait, sous la pression dominante de l'épilepsie, c'était sous le coup de ses instincts personnels, en servitude de ses mauvaises passions; il savait ce qu'il faisait, il en avait pleine conscience, et la preuve, c'est qu'après le vol, il n'éprouvait qu'un regret, fort intelligent du reste, celui d'avoir sottement volé de vieux chiffons, au lieu de beau linge qu'il convoitait; qu'il soit donc livré à votre discrétion, je le déclare foncièrement responsable, et s'il y a lieu d'atténuer sa responsabilité, cela résultera des faits de la cause, c'est l'affaire du jury et non la mienne.

Finissons-en avec ce côté de la question; il faut, selon moi, laisser la responsabilité à sa véritable place, il faut l'abandonner à ses exigences naturelles; il faut surtout n'altérer en quoi que ce soit les jugements, ni déplacer les juges de ses atténuations. M'exprimer ainsi, serait-ce déserter ou trahir l'esprit de corps? Je ne le crois pas; je ne suis pas de ceux, d'ailleurs, qui lâchent le drapeau quand il est menacé, et presque troué par de graves et imprudentes paroles; au reste, les experts médicaux n'ont pas d'esprit de corps, ils sont esclaves du serment prêté; ils ont une religion, le culte de la vérité. Je souhaite ardemment ne blesser personne, je n'attaque pas la science, encore moins les savants, je dis

seulement ma conviction profonde et en ce moment, à tort
ou à raison, je prétends toucher du doigt ce qui est dans
toutes les consciences et au fond des meilleurs esprits.

Si je m'arrêtais là, ma pensée en matière d'expertise ne
serait pas complète et pour la dégager tout entière, il me
faut ajouter quelques mots encore à propos et à l'adresse de
l'atténuation de responsabilité; ce n'est pas, selon moi,
petite affaire que la déclarer complète ou partielle; où donc
trouve-t-on l'échelle métrique de l'atténuation? où en est
l'étalon? Je l'ai déjà dit, mais je le répète, nous déplaçons
trop souvent la question; nous allons nous asseoir incon-
sciemment, — Littré me permet le néologisme, — dans la
tribune du jury, au lieu de nous renfermer strictement
dans notre mandat d'expert; tel ou tel criminel est intéressant, parce qu'il n'a pas cherché le crime pour le crime;
il a été poussé par une passion quelconque à laquelle il n'a
pas su résister; dans les mobiles de son action, si coupable
soit elle, il y a peut-être quelque chose de touchant, de
respectable même, comme j'en trouve des preuves dans les
observations annexées à ce travail : un mari tue, en plein
flagrant délit, la femme et l'amant; Charlotte Corday, l'ange
de l'assassinat, si l'on en croit Lamartine, tue Marat : le
jury cherchera, dans ces circonstances, les atténuations que
nous, médecins, n'avons pas à signaler; notre mission n'est
pas d'atténuer le meurtre au nom des mobiles qui l'ont
inspiré, quand la maladie n'en est pas l'origine; ce sera le
triomphe de l'avocat de mettre le côté touchant en lumière et
le devoir du jury de l'apprécier. Mais, ne l'oublions pas, nous
ne sommes ni avocats, ni jurés, nous sommes experts, —
restons donc experts.

Pour nous, l'inculpé est fou, complètement ou partiellement; la part qui incombe à l'expert est toute scientifique;
il aura toute autorité pour faire visible ce qui, sans lui, res-

terait invisible, mais, qu'il ne s'immisce pas dans des préoccupations étrangères à son mandat; que dans des formules vagues, mal assurées, à double entente quelquefois pour les ignorants, il ne plonge pas l'obscurité là où on l'appelle à créer la lumière; que l'inculpé soit responsable, ou irresponsable, osons-donc faire un choix; si une lésion organique existe, dont nous saisissons les symptômes, bien qu'appréciables pour nous seuls, la responsabilité disparaît, et alors, quoi qu'on dise, qu'on pense ou qu'on fasse, envers et contre tous, déclarons, tête haute, à haute voix, l'accusé irresponsable! — Si, au lieu de ces asymétries microscopiques, appréciables seulement à un fort grossissement, il existe de sérieuses déformations du crâne; si le front est aplati, déprimé, effacé; si la boîte crânienne est macrocéphalique, microcéphalique, mieux encore, tout à fait crétinienne, les fonctions cérébrales forcément troublées ne permettant plus la régulière assimilation des idées de morale et de droit, l'inculpé est irresponsable; mais, qu'on ne s'y trompe pas, déclarer ceux-ci ou ceux-là irresponsables ou partiellement responsables, parce qu'il n'ont reçu ni l'éducation de la famille, ni la culture d'une instruction quelle qu'elle soit; déclarer que la puissance intellectuelle a été obscurcie par des passions dont chacun a pour devoir de se rendre maître : par l'ivresse volontaire, par ces violences impulsives, si commodes à mettre en avant, c'est aller beaucoup trop loin, suivant moi; ce n'est plus, encore une fois, appréciation de l'expert, mais appréciation du jury, des juges, de tout le monde enfin.

Il est, dans la recherche des responsabilités et la mesure des intelligences, un autre point que je ne craindrai pas d'aborder. Je regrette profondément de me trouver sur ce terrain en désaccord avec des hommes dont je prise fort le caractère et dont j'estime haut le talent, mais *magis amica veritas*.

Je ne veux, dans la plupart des cas, et s'il y a une exception, ce sera seulement pour confirmer la règle, reconnaître que deux sources d'appréciations de l'intelligence de l'accusé : l'accusé lui-même et son dossier. — Non, me dit-on, ce n'est pas assez, vous devez remuer ciel et terre pour arriver à une conviction, et non seulement examiner l'accusé, scruter le dossier, mais encore interroger les témoins. Ce n'est pas là mon sentiment. Je dois tirer de l'inculpé toutes les informations possibles au même titre et dans le même sens que je demande à une autopsie tous les renseignements que le cadavre peut fournir ; mais je ne prétends pas au droit d'interroger les témoins, parce que je ferais alors une vraie substitution et que, d'expert que j'étais, je me constituerais indûment juge d'instruction. Si je fais une enquête à mon tour, où l'arrêterai-je, s'il vous plaît ? Il me faudra presque usurper le pouvoir discrétionnaire du président d'assises ; car de témoins en témoins, je jugerai peut-être à propos d'en évoquer d'autres que ceux de l'instruction. — Je serai bientôt à moi tout seul l'instruction tout entière. — A l'un de mes confrères, des plus autorisés par sa science, sa position et son caractère, qui me disait avoir été gourmandé, en plein prétoire, pour n'avoir pas fait l'enquête dont je parle, j'ai pu répondre qu'en plein prétoire aussi, j'avais été fortement malmené pour l'avoir faite. J'ai à cet égard consigné toutes mes mésaventures de Cour d'assises et mes doléances dans des Lettres sur la pratique de la médecine légale (1), et dans un précédent travail sur les attentats aux mœurs (2). Voulant mettre mes confrères en garde contre les douceurs que leur réserve la Cour d'assises, à propos de leurs réflexions qui pourraient sembler au magistrat d'un ordre extra-médical,

(1) *Lettres sur la pratique de la médecine légale*, 1869.
(2) *De l'intervention des médecins légistes dans les questions d'attentats aux mœurs*, 1868, p. 120.

j'ai dû écrire ceci : « Les oreilles me tintent encore doulou-
reusement d'un résumé présidentiel (25 novembre 1856),
où le très éminent, mais trop sévère magistrat qui tenait
l'audience, dans une affaire où avaient figuré trois médecins,
moi compris, crut pouvoir dire, en toute équité, que les
hommes de l'art servaient souvent à embrouiller merveil-
leusement les affaires, et que le jury ne devait pas oublier
qu'ils étaient souvent des oreilles dociles et des plumes
complaisantes ! »

« Si mes confrères savaient peindre ! » disait au moins
le lion du fabuliste. — Les experts ont un rôle bien difficile,
et c'est assurément pour eux qu'on a inventé l'adage : On ne
saurait contenter tout le monde et son père ! Remplacez le
père par le magistrat instructeur, le président d'assises,
l'avocat et le juré, et vous n'aurez pas encore tout dit ; mais
peu importe, on ne doit demander d'assentiment qu'à sa
conscience. Quand nous aurons reconnu l'expert pour le *jus-*
*tum ac tenacem* du poète, quand nous aurons dit que les fou-
dres présidentielles le frapperont *impavidum*, nous serons
plus à notre aise pour répéter qu'il est, en général, trop facile
à l'atténuation. Sans doute, en respect de la dignité humaine,
on s'est accommodé d'expliquer l'immoralité ou le crime par
le désordre de l'intelligence ; mais jamais plus qu'aujourd'hui,
on n'a été disposé à abriter un acte coupable quelconque ou
une mauvaise passion, sous la sauvegarde d'un dérangement
intellectuel : encore un peu et l'on fera volontiers évacuer les
prisons pour peupler les maisons de santé. C'est Tardieu qui
le raconte : « Docteur, demande insidieusement à un expert
un président d'assises, est-ce que pour vous, tous les assassins ne sont pas des fous ? — Ce serait peut-être une thèse à
examiner, » répond l'expert, avec sa candeur de savant (1).

---

(1) *Etude médico-légale sur la folie.* Introduction, p. XVII.

Les lois d'hérédité morbide, les convulsions, la fièvre typhoïde, quels nids de trop libérales atténuations!

Certes il faut tenir grand compte de l'hérédité collatérale et surtout directe ; sur quatorze cent vingt-cinq malades admis à l'établissement de Brière de Boismont, huit cent trente-trois étaient héréditaires ; mais qu'on n'oublie pas ce que dit le docteur de Krafft-Ebing (1) : « L'existence d'une prédisposition héréditaire n'est en soi d'aucune valeur absolue pour le diagnostic d'un état donné, surtout lorsqu'elle est latente ; son importance toutefois ne doit pas être méconnue, dans les cas où il y a, soit une excentricité frappante, soit un développement anormal du caractère, soit les signes physiques d'une dégénérescence des centres nerveux ou des vices de conformation. » — Donc n'allons pas trop loin.

Je voudrais conséquemment que dans tout rapport où une disposition héréditaire est mise en cause, elle ne fût pas seulement mentionnée, mais expliquée, éclaircie, donnant ainsi une réelle et scientifique valeur à la proposition d'atténuations.

Et les convulsions de l'enfance, et les crises hystéro-épileptiformes, combien, sans s'en apercevoir, on est tout près d'en abuser ! On passe au creuset l'état mental d'un homme de trente à quarante ans, on hésite quelque peu ; il paraît ni plus ni moins fou que le commun des martyrs, puis, tout à coup, sur la foi des *on dit*, on argue imperturbablement de convulsions que l'inculpé aurait eues dans son enfance ! Mais il y a convulsions et convulsions, n'est-ce pas ? Pour en parler avec autorité dans la cause, il faudrait avoir des renseignements sérieux, positifs, précis sur les symptômes qu'elles ont présentés, sur ces marques irrécusables que la

---

(1) *La responsabilité criminelle et la capacité civile*, par le docteur de Krafft-Ebing ; trad. par le docteur Châtelain

je ne crains pas de le répéter : le seul objectif de l'expert, c'est la vérité, rien que la vérité ! Veillant aux intérêts privés, si bien à l'abri, si parfaitement à couvert sous la sauvegarde de son honneur, qu'il se préoccupe, avec non moins d'ardeur et de dévouement, des intérêts généraux dont il a reçu mission ; qu'il ne l'oublie pas : tout entier à son mandat, il n'a pas à montrer sympathie ou commisération aux individus, il n'a pas le droit de grâce. La Société a compté sur lui pour rester saine et sauve, *salvam Societatem faciat!*

# OBSERVATIONS

## OBSERVATION I

Commis par Monsieur Victor Lambinet, juge d'instruction au Tribunal civil de première instance de Versailles et après serment prêté, nous avons, ensemble et séparément, à diverses reprises, procédé à l'examen et l'étude de G., détenu à la maison d'arrêt de Versailles, et condamné pour vol à trois ans de prison, à l'effet :

1° De constater la nature de l'affection pathologique dont il est atteint ;

2° De préciser notre appréciation médico-légale sur la situation de son état mental ; .

3° De dire, en admettant qu'une affection nerveuse soit réellement constatée, si cette maladie a laissé et laisse encore au malade le discernement de ses actes et en particulier des vols qu'il a commis ;

4° Enfin de donner notre avis sur la nécessité d'enfermer G. comme un aliéné dangereux, ainsi que le signale un certificat médical émanant de la maison de Clermont où il a été trois fois envoyé, et dont il s'est évadé trois fois déjà.

G. est un homme de quarante-neuf ans, chiffonnier au moment de son arrestation ; la maladie dont il est atteint, ne lui a pas permis de continuer la profession de menuisier qu'il avait antérieurement exercée avec une certaine habileté, suivant son dire, puisqu'il y gagnait sept à huit francs par jour ; il est atteint, comme on l'a constaté nombre de fois, soit à Clermont, à Bicêtre, soit même à Versailles, d'épilepsie nettement caractérisée avec des accès qui se reproduisent à des intervalles diffé- rents, à huit, dix et quinze jours de distance quelquefois et durent avec les prodromes de l'accès ou ses conséquences, accès compris bien entendu, de deux à trois jours.

Les accès varient de forme et d'intensité ; il tombe quelquefois après un malaise initial et précurseur, et quelquefois aussi inopinément, présente tous les symptômes d'un accès bien caractérisé d'épilepsie ; l'accès passé, suivant ce qui est ordinaire en pareil cas, il ne se souvient en aucune façon de ce qui s'est produit pendant la crise.

S'il nous appartenait de rapporter ici une observation purement scientifique, nous chercherions à décrire aussi exactement que possible la forme et les phénomènes des accès épileptiques de G., mais n'ayant à présenter qu'un simple rapport de médecine légale, nous croyons pouvoir résumer tout ce qui a trait à la maladie de G. en constatant que cet homme est manifestement épileptique. D'après les renseignements qu'il fournit, il serait le premier épileptique de sa famille et l'épilepsie l'aurait surpris à la suite d'un accident dont il a été à l'improviste le témoin involontaire et où l'un de ses camarades aurait trouvé la mort ; dans un long mémoire que, sur nos instances, il a consenti à écrire et où il a relaté tous les événements de sa vie, il dit textuellement : « J'étais à cette époque atteint d'un mal qui me provenait d'un
» saisissement occasionné par un accident arrivé à l'un de mes camara-
» des. Mazé était son nom ; nous étions tous deux en train de faire jouer
» la barre à mine ; moi, assis, conduisant la barre et lui, debout, placé
» sur le rebord de la mine que nous faisions ; soit distraction, soit
» oubli d'idée, il perdit l'équilibre en me faussant le pied qui était
» engagé et tomba dans le vide d'une hauteur de près de vingt mètres,
» en se brisant le corps sur les saillies des pierres qu'il rencontrait ;
» je ne pus lui porter secours ; je fus pris d'un tremblement de tout
» mon corps et la sensation que j'éprouvai me transmit le mal dont je
» suis atteint ; ce n'est que dix mois à un an après, que je ressentis les
» premières attaques. »

Ce court passage que nous avons cru devoir citer donne suffisamment, suivant nous, le ton de ce long factum que nous annexons à notre rapport.

Nous n'avons point à résumer ici le laborieux dossier de G., puisque ce dossier est entre les mains des magistrats ; nous nous bornerons à en tirer la preuve qu'il a volé à différentes reprises ; il est toutefois important d'établir que l'aggravation des condamnations qui l'ont frappé est moins en rapport avec la gravité du vol en lui-même, qu'avec la fréquence des récidives.

G. ayant été reconnu épileptique, est entré une fois à Bicêtre, le 12 janvier 1874, et trois fois à l'asile de Clermont ; il se loue beaucoup des soins qu'il a reçus à Bicêtre et se plaint amèrement de la façon dont on le traitait à Clermont, déclarant qu'il aimerait mieux mourir qu'y retourner ; du reste, à la date de janvier 1875, M. le Dr. L., alors directeur médecin de la maison de Clermont, donne sur G. un certificat où on lit ces mots : « G. est un épileptique dont les accès
» sont peu fréquents, mais qui dénote habituellement les instincts les

» plus pervers et devient d'autant plus dangereux que sous l'influence
» de son affection nerveuse, il ne peut avoir aucune conscience de ses
» actes. Ce malade déjà s'est plusieurs fois évadé de l'établissement, et
» y a toujours été réintégré par suite de son état de vagabondage, car
» il est incapable d'une occupation suivie, malgré l'apparence de calme
» et de raison dont il jouit dans l'intervalle de ses accès.

Ajoutons, pour bien faire comprendre l'état physique de G., que c'est
un homme de taille plutôt au-dessous qu'au-dessus de la moyenne, qu'il
a quarante-neuf ans, est d'apparence très vigoureuse et que, de par sa
maladie, repoussé qu'il doit être de tout le monde, il se regarde en
quelque sorte comme un déshérité, un paria au milieu de la société, et
qu'il ne croit pas, en conséquence, avoir grande mesure à garder envers
qui que ce soit; n'oublions pas enfin que lorsqu'il a la liberté de ses actions, il consacre, à boire de mauvaise eau de vie, le peu d'argent qu'il a
gagné, et cela suffit, dans son état actuel de santé, à le rendre éminem-
ment dangereux; lorsqu'on l'interroge, en dehors de ses accès bien entendu, il répond nettement aux questions qu'on lui fait avec douceur; lorsqu'on lui fait comprendre, qu'après tout, il a véritablement volé, sachant
bien qu'il volait, il le reconnaît avec embarras et baisse la tête; il cherche cependant bientôt à s'excuser, en disant qu'avant de voler, il avait
bu, et, qu'après tout, il n'a jamais su profiter de ses vols; il demande
avec instance qu'on ne l'abandonne pas, qu'on le dirige en lui fournis-
sant les moyens de travailler; il se sent encore fort, dit-il, et plein de
bonne volonté, mais ses accès d'épilepsie lui ferment toutes les portes ;
aussi, ne pouvant faire usage d'une bonne volonté qu'on ne veut pas
reconnaître ou dont on ne tient pas suffisamment compte, il se sent
invinciblement entraîné dans une mélancolie noire, et coûte que coûte,
dit-il, il essayera d'en sortir.

En étudiant cet homme dans son passé que nous révèle le dossier
mis à notre disposition, en nous entourant de tous les renseignements
que le présent nous fournit abondamment, en constatant ce qui se passe,
si ce n'est journellement, au moins très souvent dans la prison où nous
l'examinons, il est pour nous de toute évidence que G. est un épileptique.

Sans vouloir discuter ici cette grande question de l'épilepsie, nous
pouvons dire que nous admettons pleinement, absolument, l'irresponsabilité de certains épileptiques qui ne sont pas maîtres de diriger leur
libre arbitre au milieu des crises de leur épilepsie; nous posons en
principe que l'épileptique n'est pas responsable des faits commis pendant l'accès d'épilepsie ou la période de temps qui le précède ou celle
qui le suit; mais notre conscience se refuse à admettre qu'en toute circonstance, quelle qu'elle soit, un épileptique, par cela seul qu'il est sujet
à des attaques d'épilepsie, doit être déclaré responsable de tous ses

actes, et considéré comme un être à part qui ne saurait avoir à rendre compte d'un libre arbitre qui n'a plus sa liberté.

Nous admettons, au contraire, qu'il y a des épileptiques qui, en dehors de ce qui constitue leurs attaques d'épilepsie, ont la liberté de leur jugement et la saine appréciation de leurs actes, et il nous reste à examiner à quelle catégorie d'épileptiques appartient G.

Or, après avoir souvent et longuement causé avec lui, en tenant compte des réponses qu'il fait aux questions qu'on lui pose, en étudiant les lettres de lui qui sont au dossier et surtout le long factum que, sur notre demande, il a consenti à écrire et que nous annexons au présent rapport ; après avoir étudié cet homme avec soin et avoir éprouvé son intelligence sous toutes ses faces, il nous est impossible d'admettre qu'en dehors du temps de ses accès et de la période d'hébétude qui les suit, G. n'a pas la direction de son intelligence. Ce qu'il commettra deux ou trois jours avant la crise, pendant la crise et deux ou trois jours après, pourra et ne devra peut-être pas lui être imputé à culpabilité ; mais comme dans l'intervalle des accès, quand il vole, il sait très bien qu'il vole et cherche, maladroitement si l'on veut, mais enfin cherche à tout prendre à tirer parti de ses vols, on doit lui laisser la responsabilité qui lui appartient.

Un homme est atteint de kleptomanie, c'est-à-dire que, quelles que soient sa position sociale, son éducation, sa répugnance pour tout ce qui est déshonnête, il ne peut empêcher des mouvements instinctifs, automatiques pour ainsi dire qui le forcent à dérober quoi que ce soit ; cet homme n'est pas réellement un voleur, c'est incontestablement un malade. Quant à G., ce n'est plus la même chose, puisqu'en volant il sait fort bien qu'il vole et partant qu'il commet une faute ; c'est réellement un épileptique, ce qu'on ne saurait contester, mais c'est incontestablement aussi un voleur.

Quel doit être maintenant le degré de responsabilité qui lui incombe ? c'est ce que nous allons essayer d'établir : cet homme n'a pas foncièrement, croyons-nous, une mauvaise nature ; sa maladie, dit-il, et cela n'est que trop vrai, le trouvant privé de ressources, l'a mis en quelque sorte en dehors de la société ; il demande à tout le monde un appui que tout le monde lui refuse ; il se donne pour bon ouvrier ; un patron le reconnaît ainsi, mais ne veut pas recevoir chez lui un ouvrier, fut-ce un bon ouvrier épileptique ; ses accès d'épilepsie l'ont conduit à l'asile de Bicêtre ; il y a été bien soigné, dit-il, et y a courageusement travaillé. Mais comme il n'appartient pas au département de la Seine, il a dû être adressé au département de Seine-et-Oise qui l'a naturellement dirigé sur la maison de Clermont ; mais à Clermont, qu'il se plaigne à tort ou à raison, il n'a pas trouvé le même accueil qu'à Bicêtre ; c'est une nature passablement rude, aigrie, qui a besoin d'être traitée avec ménagement et douceur; il s'est exagéré sans doute les procédés dont on a été forcé d'user à son égard, et, avec autant d'habileté en ce qui concerne la préméditation que de courage en ce qui touche l'exécution, il s'est évadé trois fois. Si on le réintègre à Clermont, il s'en évadera une quatrième fois, coûte que coûte, a-t-il dit; parole qui doit donner à réfléchir, dans son propre intérêt et dans l'intérêt supérieur de la société; si on le garde strictement à vue, de façon à prévenir toute évasion, il deviendra une espèce de bête féroce et marchera droit à la folie furieuse; si on le retient dans un petit espace, comme la cellule ou même la salle commune d'une prison, le condamnant pour ainsi dire à une sorte d'inaction et le privant de l'air qu'il réclame avec instance et du mouvement qui lui est indispensable, quoique par une voie différente, il arrivera à un même but : la folie furieuse.

G. a incontestablement, à l'heure actuelle, une large part de responsabilité personnelle, qui doit le faire considérer avec justice comme un voleur; ses vols ont été les résultats d'actes intellectuels parfaitement combinés et régulièrement conduits; ses vols n'ont pas eu jusqu'à présent l'inconscience que donnent certaines phases de l'épilepsie, mais nous croyons cependant qu'il faut, dans une certaine mesure tenir compte à G. de l'affreuse maladie dont il souffre. Nous estimons qu'il faut s'efforcer de trouver un compromis qui, tout en exerçant contre lui une répression indulgente, mette cependant la société à l'abri des actes qu'il pourrait commettre. Il serait utile à ce double point de vue, suivant nous, de placer G. dans un de ces asiles agricoles, les Petits-Prés, par exemple, où on pourrait non seulement le surveiller, mais lui donner l'appui directeur qu'il demande et le travail qu'il réclame.

En résumé donc, nous estimons :

1° Que G. est épileptique;

2° Que jusqu'à présent, en dehors de ses accès d'épilepsie, il a eu et conserve la conscience de ses actes et encourt par conséquent la responsabilité des vols qu'il a commis;

3° Que toutefois il y a lieu de ne pas considérer comme absolument complet, toujours, en toute circonstance, le discernement de ses actes intellectuels;

4° Qu'enfin il serait indispensable de trouver, dans l'intérêt de la société et celui de G., un moyen terme, qui ne serait ni la prison, ni la maison des aliénés de Clermont.

(D<sup>r</sup> Bérigny, Bernier, Louis Penard, 15 avail 1875.)

## OBSERVATION II

Nous soussignés, etc., nous sommes transportés à la maison d'arrêt de Versailles, à l'effet de visiter le nommé Ch., berger à R., inculpé de tentative d'assassinat et de donner notre avis sur son état mental.

Une première commission rogatoire émanant de M. F., juge d'instruction de l'arrondissement de R., expose les faits de la prévention contre Ch. et demande que les médecins commis par M. le juge d'instruction de Versailles aient à procéder à l'examen de l'état mental de l'inculpé, à rechercher et à indiquer si ses facultés intellectuelles sont assez intactes, pour qu'il ait la conscience de la valeur de ses actes.

Le 21 juillet courant, dit la commission rogatoire, Ch., après avoir bu de l'eau de vie pour se rendre plus hardi, alla trouver sa femme à l'hôtel du sieur B., à R., où elle était en journée, et l'emmena avec lui à leur logement où, disait-il, il allait chercher un couteau ; là, pendant que la femme Ch. était appuyée sur son lit, pleurant à cause des reproches que son mari lui avait adressés la veille, l'inculpé tira sur elle un premier coup de fusil qui ne partit pas, puis en déchargea un second qui ne fit à la femme Ch. qu'une légère blessure à la hanche gauche ; alors il essaya de se servir d'un rasoir contre sa femme, mais sans pouvoir y réussir, par suite de la résistance énergique de celle-ci.

L'inculpé se proposant de se tuer après avoir tué sa femme, avait adapté à cet effet une corde à la gâchette du coup gauche de son fusil, coup qu'il déchargea sur sa femme, lorsque l'autre coup eut manqué.

L'inculpé a déclaré avoir voulu tuer sa femme, parce que, suivant lui, elle avait des relations intimes avec un sieur F., cordonnier à Rambouillet.

Depuis un certain temps, Ch. aurait été dominé par de violents sentiments de jalousie contre sa femme ; il avait même prétendu que celle-ci avait voulu l'empoisonner, en lui faisant prendre un lavement prescrit par le médecin. Ses propos contre sa femme et ses allures étranges l'avaient fait considérer par plusieurs personnes qui l'approchaient, comme n'ayant pas toute sa raison.

Avant d'exposer les résultats de notre examen à propos de l'état mental de l'inculpé, il est superflu, sans doute, d'affirmer que nous ne dirons rien dans ce rapport qui ne soit l'exacte et la rigoureuse vérité, notre honneur et notre serment en sont garants ; mais nous éprouvons tout d'abord le besoin de poser en principe que, nous dégageant absolument de toute espèce d'idée étrangère à notre mission, nous ne saurions voir de notre mandat que le côté médical.

Du reste, bien qu'ayant vu plusieurs fois Ch., séparément ou collectivement, M. le docteur Bérigny et moi, nos impressions ont été parfaitement identiques et nos deux jugements, sans la moindre divergence, ne forment qu'une seule et même opinion.

Ch. a 41 ans ; il a été berger toute sa vie ; il sait *lire dans les livres*. il sait compter autant que cela peut être utile à un berger ; il compte de tête, comme on fait à la campagne ; au besoin il peut s'aider des chiffres et qu'on lui donne à compter en détail ou un ou deux billets de mille francs, ce qui signifie pour lui une somme de deux mille francs, il ne sera nullement embarrassé. Ce sont là, avec ses propres expressions, les renseignements qu'il fournit sur lui-même.

Il a le front un peu étroit, déprimé, les yeux gros et presque à fleur de tête ; sa figure cependant reflète une sorte d'intelligence grossière, intelligence relative bien entendu. A le voir et à l'entendre parler, on est convaincu qu'en tant que berger, cet homme doit être un bon berger ; les renseignements qui se rapportent à cette circonstance et dont nous n'avons pu nous entourer, diront si notre appréciation est juste ou inexacte ; sa physionomie, quand il parle, respire une sorte de candeur et de naïveté, et n'était la terrible accusation qui pèse justement sur lui, puisqu'il a été pris *flagrante delicto*, nous ajouterions, presque de la bienveillance.

Nous regretterions profondément qu'on vît dans ce que nous venons de dire, le point de départ d'une idée préconçue ou le désir prémédité d'amoindrir en quoi que soit les faits de l'accusation. Nous avons étudié un homme qu'on a soumis à un examen approfondi et nous donnons franchement, en toute liberté de conscience, l'expression et les résultats de notre étude.

Nous avons pensé qu'il était préférable d'examiner Ch. séparément et nous sommes convenus cependant, pour avoir des conclusions autant que possible comparables, de procéder de la même manière.

Après lui avoir adressé quelques questions préalables sur son âge, ses habitudes, sa profession, ses relations d'employé à patron, nous lui avons fait raconter sa triste histoire ; une fois sur ce terrain, nous l'avons laissé librement discourir ; non seulement l'histoire qu'il nous a dite, a toujours été la même, mais les détails n'ont pas varié, et l'impression produite sur nous a été absolument concordante.

Voici les principaux traits de son récit :

Il a une fille de six à sept ans, placée, comme en pension, chez un de ses cousins qui était marié, et qui bientôt a perdu sa femme ; Ch., voyant son cousin veuf, a pensé alors que la place de sa fille n'était plus chez un homme seul, et il en a fait part à sa femme ; la femme Ch. aurait prétendu tout d'abord qu'il ne fallait rien brusquer, pour ne pas affliger mal à propos ce cousin qui était dans le malheur, et que d'ailleurs, comme on parlait de le marier prochainement, la situation redeviendrait bientôt ce qu'elle était auparavant.

Ch. manifesta de nouveau et à plusieurs reprises le désir de reprendre son enfant, et sa femme s'y refusa toujours, sans attacher peut-être, ajouta-t-il de lui-même, grande importance à son refus. C'est alors que des idées de jalousie vinrent l'assaillir et, selon son expression, lui ôter la raison. Il quitta ses moutons et sa cabane, et plusieurs nuits de suite, il coucha dans les champs sans savoir où il allait, ni ce qu'il faisait; son maître même le rencontra un soir et le ramena dans son cabriolet.

Il fit une dernière tentative près de sa femme, tentative aussi inefficace que les autres. Sa femme lui répondit avec grande impatience en parlant de sa fille : *Nous ne la retirerons pas. Elle y est, elle y restera!* C'est alors que, perdant la tête, il commit le crime dont on l'accuse.

Voilà la version de Ch., qu'il donne toujours *in extenso* et toujours invariablement avec les mêmes détails.

La première fois que nous l'avons entretenu, nous nous sommes contentés de lui faire raconter son histoire sans l'interrompre; plus tard, nous avons dû l'interrompre à dessein et briser son récit; malgré les interruptions, il a toujours dit mêmes choses et donné mêmes raisons.

De ce qui précède, nous avons dû tirer les conclusions suivantes : Il ne saurait y avoir le plus petit doute à cet égard, au moment où nous avons vu Ch., son intelligence est dans un état d'intégrité parfaite; il a depuis une dizaine de jours des insomnies; il est fatigué, inquiet, mais, en somme, son intelligence est évidemment, à l'heure actuelle, tout ce qu'elle a été généralement et tout ce qu'elle peut être.

Quant à ce qu'elle était au moment où se sont accomplis les tristes faits dont il a à répondre, nous pensons que, grossière et bornée, animant une constitution lourde et brutale, elle a dû être rudement secouée par une passion terrible comme celle de la jalousie; nous ne voulons pas examiner s'il y avait pour le développement de cette passion une occasion suffisante, nous sommes seulement convaincus que cette passion s'est soulevée chez Ch. et a pu porter dans son cerveau un désordre que les limites resserrées de son intelligence et ses habitudes ne rendaient que trop facile; nous ne prétendons pas qu'au moment du crime il était atteint d'une forme quelconque d'aliénation mentale, nous voulons dire seulement que médicalement, philosophiquement, nous comprenons ce que cela signifie, quand il affirme qu'il avait perdu la tête; son intelligence n'était pas complètement obscurcie, puisqu'il conserve assez de sang-froid et de présence d'esprit pour persuader à sa femme de venir à son logement, mais cela ne saurait trop prouver contre lui, puisque en certaines circonstances personne n'a, plus qu'un fou, de

sang-froid, d'habileté et de finesse. Si, ce que nous ignorons complètement, dans les habitudes de sa vie ordinaire, Ch. est un homme em-
porté, violent, brutal en toute occasion, on doit lui demander un compte
sévère des événements du 21 juillet ; si c'est, au contraire, comme nous
inclinerions à le supposer d'après ses dehors, un homme de mœurs
régulières, d'habitudes douces et faciles, un bon père et, jusqu'à la
tentative de meurtre, un bon mari, nous pensons qu'on doit tenir en
sérieuse considération le trouble que la jalousie a dû faire naître momentanément dans son grossier cerveau.

En résumé, nous pensons qu'aujourd'hui Ch. a le libre exercice de
son intelligence et le juste sentiment de la valeur de ses actes ; nous
pensons en outre que des événements dont nous ne sommes pas en état
d'apprécier la signification précise ont pu troubler assez son intelligence pour l'empêcher momentanément de peser exactement les faits
et leur portée. Au moment du crime, Ch. n'était pas fou, bien certainement, comme on pourrait l'entendre dans le sens habituel et médical
du mot, mais il nous semble qu'on doit admettre qu'il était vraisem-
blablement malade et n'avait pas le libre exercice de son intelligence.

(D<sup>rs</sup> Bérigny, Louis Penard, 7 septembre 1856.)

## OBSERVATION III

Je soussigné, etc., ai reçu mission de visiter le nommé R., ancien ins-
tituteur, âgé de quarante ans, et de dire s'il me paraît jouir de la piéni-
tude de ses facultés intellectuelles.

J'ai longtemps et sur toutes sortes de sujets causé avec R. ; je lui ai
fait raconter sa vie et les circonstances qui ont donné lieu à l'instance
actuelle, et j'ai été singulièrement frappé de la facilité d'élocution de
cet homme, de la netteté, de la convenance et de l'appropriation parfaite
des expressions qu'il emploie ; il m'a longuement entretenu des phases
et des divers incidents de sa vie, et entre autres de la mort de son père
et surtout de celle de sa mère, qui paraît l'avoir particulièrement
atteint ; à cette dernière occasion, il a même été pris devant moi d'une
émotion qui n'avait assurément rien d'artificiel ou de forcé.

Il m'a raconté les faits sur lesquels on l'a, suivant lui, justement
incriminé, et pendant ce pénible récit, cherchant une expression qui
ne lui arrivait pas en temps convenable, il a fortement rougi, est resté
un certain temps sous le coup d'une congestion des tissus de la face,
de toute la tête et du cou, ainsi que d'une agitation musculaire générale,

qui, jointe à l'injection prononcée des yeux, m'a tout d'abord inspiré quelque inquiétude pour lui.

J'ai toutefois réussi à le calmer peu à peu en lui parlant aussi doucement que possible, et j'ai eu la satisfaction de le voir assez promptement revenir à lui-même.

R. est évidemment d'une impressionnabilité excessive; il a reçu de l'instruction et en a manifestement profité; il a certainement de notables aptitudes intellectuelles dont il est disposé peut-être à s'exagérer l'étendue, mais il est d'une irritabilité nerveuse excessivement prononcée, qui peut, à un moment donné, le priver de l'exercice de son libre arbitre et lui dérober la valeur de ses actes.

Je suis loin, et très loin, d'avoir en médecine légale le parti pris d'excuser toutes les fautes en les mettant sous le couvert d'un désordre intellectuel, mais je crois en mon âme et conscience que quels que soient les actes à reprocher à R. et l'interprétation fâcheuse à leur donner, il est probable, tant l'irritabilité cérébrale est vive et maladive chez cet homme, qu'il n'a pas été constamment maître d'apprécier la portée de ses faits et gestes et de les diriger sainement.

Cet homme, du reste, déclare avoir été sujet à des attaques de délirium tremens, ayant cru, dans nos dernières secousses nationales et politiques, pouvoir demander à l'alcool, sous des formes dont il n'avait pas l'habitude, des consolations et des secours. Il est probable qu'avec les dispositions nerveuses qui le caractérisent, il aura subi plus gravement que tout autre, les pernicieux effets de l'alcool.

En résumé, j'estime que R. n'est pas actuellement privé de sa raison, mais qu'il a pu et pourra encore, à un moment donné, être sujet à des désordres intellectuels qu'il n'a pu et ne pourra diriger ni maîtriser.

1<sup>er</sup> septembre 1872.


## OBSERVATION IV


Nous soussignés, Bernier et Louis Penard, etc., nous sommes transportés à la maison d'arrêt pour examiner l'état mental de M., inculpé d'abus de confiance.

M. est un homme de près de vingt-trois ans, d'une taille moyenne, d'un aspect physique régulier en général et particulièrement d'une conformation de tête qui ne présente rien d'anormal; il a prétendu, dit-on, que son père avait été atteint d'aliénation mentale, allégation dont les renseignements annexés au dossier démentent l'exactitude. Il s'est engagé au service militaire, n'a encouru aucune punition tout le temps qu'il a passé sous les drapeaux et a même obtenu le grade de caporal. Le 1er février 1876, il a été réformé avec un congé n° 2, il est vrai, par la commission de la 4e subdivision de la 16e région. L'occasion du congé de réforme a été, dit-il, une otorrhée chronique, c'est-à-dire un écoulement catarrhal chronique de l'oreille qui, sans lui imposer de douleur, lui occasionnait de la gêne et lui rendait d'ailleurs le sens de l'ouïe moins complet et plus rebelle.

Employé chez le directeur d'une compagnie d'assurances et chargé de poursuivre la rentrée de plusieurs sommes en recouvrement, il avait, une première fois, dissipé une certaine somme d'argent qui a été d'ailleurs immédiatement remboursée par la famille; une seconde fois, dans les mêmes circonstances d'emploi, il a recouvré et dépensé une nouvelle somme d'argent, relativement importante : abus de confiance dont il est présentement inculpé.

Avec cet argent, recouvré au nom et pour le compte de la compagnie qui l'emploie, il a, du 17 au 18 et du 18 au 19 décembre 1878, passé la nuit dans une maison de tolérance où il dépense 79 fr. 25. Le lundi 18, il fait sortir une femme de cette maison et dépense avec elle 182 fr. 50, en tout une somme de 261 fr. 75, ainsi que l'établissent les investigations de M. le commissaire de police.

Malgré les fautes qu'il paraît avoir commises, la famille ne l'a pas abandonné; une première fois, elle désintéresse complètement le plaignant du dommage qu'il a subi, et la seconde, elle fait un sacrifice aussi complet pour amener le directeur de la compagnie d'assurances à retirer sa plainte et à se désister. Dans une lettre, des plus convenables et des plus intéressantes, adressée à M. le procureur de la République, la famille, représentée par un cousin de l'inculpé, déclare que M. ne jouit assurément pas de la plénitude de son bon sens et, pour le prouver, réclame l'examen des facultés intellectuelles de ce dernier, M. ayant été, dit-elle, réformé du service militaire pour aberration d'esprit. La famille donc, conservant un affectueux intérêt pour un membre qui, à tout prendre, lui est un déshonneur, cherche à établir que dans les fautes qu'il a commises, M. aurait agit d'une façon inconsciente.

C'est sous le bénéfice des renseignements précédents que nous avons examiné M. La première fois que nous l'avons interrogé, il a paru devant nous très ému, tout tremblant, sous le coup d'une émotion sincère qui n'avait rien d'affecté. Il a répondu nettement et naïvement à nos questions les plus simples comme les plus pressantes, en écolier pris sur le fait, pour ainsi dire, et ne pouvant rien cacher de sa faute.

Nous l'avons interrogé sur sa jeunesse et il nous a dit s'être toujours intéressé à certaines études, non pas à toutes; car, il en était quelques-unes, l'arithmétique, par exemple, qu'il ne pouvait suivre ni comprendre; c'était, dit-il, l'intelligence peut-être, mais surtout l'attention qui lui faisait défaut. Il sait assez bien lire cependant, et n'écrit même pas mal et après s'être engagé, sans protection, par ses seuls efforts et sa bonne conduite, il a pu arriver assez promptement au grade de caporal; il paraît avoir compris les exigences du service militaire et s'y être assez complètement conformé, puisque, en deux ans, au régiment, il n'a reçu aucune punition.

Un fait grave nous avait été rapporté sur lequel nous l'interrogions : étant caporal, un soir à la chambrée, agacé par un camarade qui, par deux fois, l'avait appelé *chiche*, grosse injure, paraît-il, dans une chambrée de soldats ; il saisit au râtelier son fusil, glissa rapidement une cartouche dans le canon et mit en joue son camarade qui se sauva, sans que M. fît feu. Il n'avait pas, du reste, dit-il, la sérieuse intention de tirer et cherchait simplement à effrayer son camarade et le fait, ajouta-t-il, a été si bien interprété ainsi, qu'un caporal qui était dans la chambre et qui, plus ancien que lui, avait le droit de le réprimander, peut-être même de le punir, ne lui a fait aucune observation et la chose, ajouta-t-il, a été considérée comme de si peu d'importance, qu'il n'a recu aucune punition.

Nous lui faisons remarquer que c'était là cependant un acte déplorable qui pouvait entrainer de funestes conséquences, que le coup aurait pu partir par accident, si ce n'est intentionnellement; il le reconnaît sans difficulté ni discussion, déclare qu'il a eu tort. Mais il s'est borné à raconter naïvement ce qui s'est passé, et s'en accuse simplement, sans emphase ni exaltation.

Quand nous lui parlons des faits pour lesquels il est incriminé, il reconnaît sa faute, déclarant qu'il ne sait pas comment il a pu se laisser aller à se rendre aussi coupable.

Toutes ses explications sont nettes, franches et d'apparence raisonnable; or il est impossible de constater en lui aucune aberration intellectuelle à laquelle on puisse attacher une étiquette quelconque du cadre nosologique; ce n'est ni un simple d'esprit, ni un imbécile, encore moins un idiot dans le sens du langage qui s'applique aux facultés mentales.

C'est un caractère faible, sans ressort, facile à entraîner; c'est un homme qui n'a pas assez d'énergie morale, pas assez de force sur lui-même pour résister à ses entraînements. Soldat, sous l'autorité de la discipline militaire, il a su obéir, à ce point de n'encourir aucune punition pendant les deux années qu'il a passées au service; c'est un esprit faible qui a besoin d'être dirigé, conduit. Abandonné à lui-même, il n'a pas la force de diriger toujours sagement ses actions. Il y a peut-être là pour lui matière à une certaine atténuation morale de ses actes; mais il ne nous appartient cependant pas de le considérer, médicalement parlant, et encore moins de le déclarer inconscient, c'est-à-dire irresponsable de ce qu'il peut avoir commis.

12 janvier 1879.

## OBSERVATION V

Commis par M. le président des assises, j'ai dû, à l'occasion d'un certificat attestant des moments d'absence chez la femme B., visiter cette femme dans l'intervalle d'une séance à l'autre, pour apprécier l'état de ses facultés intellectuelles.

Pour que, dans le court espace de temps qui m'était donné, mon appréciation fût aussi rigoureuse que possible, j'ai tenu à longuement interroger la femme B. Je l'ai fait causer sur nombre de sujets étrangers les uns aux autres : sur les antécédents de santé et d'existence de sa famille : père, mère et deux sœurs; sur ses antécédents à elle et ceux de sa propre santé; sur les habitudes de sa profession, soit comme journalière ou fille de service, soit comme employée à P., dans une maison d'exploitation de safran. Je me suis fait rendre compte par elle des moindres détails du commerce auquel elle avait pris part : récolte des fleurs, triage des *corps rouges*, qu'elle appelle *des flèches*, emmagasinement, empaquetage, envoi, etc. Je l'ai interrogée sur les diverses circonstances de sa vie, et, aussi discrètement que possible, sur l'événement qui l'amenait en cour d'assises ; comme toutes les personnes d'habitudes simples et d'instruction bornée, elle souriait légèrement lorsque je l'interrogeais sur les détails les plus minutieux de l'industrie relative au safran, et semblait étonnée qu'un étranger qu'elle devait supposer plus instruit qu'elle, parût ignorer des faits auxquels elle était si bien habituée. Quand il s'est agi de la triste situation que les événements lui ont faite, c'est avec grand embarras et au milieu de larmes abondantes, qu'elle a répondu à mes questions. C'est pour moi un devoir de conscience de mentionner cette frappante opposition d'une sorte de moquerie bienveillante dans un cas, et de tristesse réfléchie dans l'autre, parce que cela me paraît l'expression d'une pensée nettement intelligente.

Il est donc résulté, pour moi, de la longue conversation que j'ai eue avec la femme B., cette conviction, qu'au moment de mon examen, elle jouissait du libre exercice de ses facultés intellectuelles. Je dois ajouter que rien dans sa constitution, son habitude extérieure, les traits et l'aspect de son visage, dans l'énoncé et l'expression de ses réponses ne m'autorise à supposer que plus qu'une autre, elle ait été forcément sujette à des absences mentales ou des aberrations d'esprit.

14 mai 1860.

## OBSERVATION VI

Nous soussignés, Bernier, Bérigny, Louis Penard, etc., avons visité le nommé F. à l'effet de constater l'état de ses facultés intellectuelles. F., condamné pour vol et renfermé à la maison centrale de Poissy, a frappé un de ses camarades d'un coup de tranchet dans le dos, et a déterminé une blessure qui aurait pu entraîner une excessive gravité; rien jusqu'alors dans ses allures n'avait présenté aucun caractère d'étrangeté ou pu faire soupçonner un dérangement d'esprit quelconque; mais depuis qu'il est détenu à la maison de justice de Versailles, il a donné des preuves d'une grande exaltation cérébrale, et on a dû prendre contre lui la mesure réglementaire en pareil cas, de lui imposer la camisole de force; des sentinelles et des gardiens sont dans les corridors de la prison, et F. prétend avoir à se plaindre gravement d'eux; en effet, dit-il, dans le silence de la nuit, il entend positivement les gardiens et les soldats encourager à voix basse la sentinelle à lui tirer un coup de fusil et à lui envoyer un balle dans la tête; pendant la nuit même, il interpelle tout d'un coup vivement la sentinelle, et lui crie d'appeler des médecins pour qu'il soit définitivement constaté s'il est décidément pédéraste ou non; il faut ajouter ici qu'on l'a déjà accusé de manœuvres de pédérastie et qu'un de nous a dû l'examiner à ce point de vue.

Cette exaltation cérébrale, ces cris pendant la nuit et un aspect tout spécial de F. font songer à une forme possible d'aliénation mentale, et c'est cette forme qu'on nous demande d'établir, de désigner ou de contester.

F. est un homme de trente-huit ans, de stature plutôt au-dessous qu'au-dessus de la moyenne; il est vigoureux, bien découplé, bien portant; il a été sept ans soldat et a passé une partie de son temps de service aux colonies, à la Guadeloupe et en Afrique; il raconte avec une certaine netteté et une sorte de précision les différents incidents de sa vie passée; il a la prétention de n'être pas méchant, mais il avoue supporter difficilement une taquinerie ou une vexation quelconque; il n'a jamais voulu, dit-il, faire sciemment du mal à qui que ce soit, mais, ajoute-t-il, quand on le cherche, on est sûr de le rencontrer; il

a un grand amour de l'indépendance ; aussi, par goût, a-t-il choisi une
profession qui lui assure une certaine liberté en ne le mettant, à rigou-
reusement parler, dans la dépendance d'aucun patron régulier ; il s'occupe spécialement à nettoyer les boutiques, et gagne à ce travail de
4 francs à 4 francs 50 centimes par jour, ce qui suffit à assurer son existence ; en nettoyant des boutiques, dit-il, il dépend assez, dans une certaine mesure, du maître de la boutique qu'il nettoie, mais il n'a ainsi
qu'un patron d'occasion, de rencontre, et il ne dépend, en un mot,
d'aucun maître habituel ; à la prison de Poissy, ajoute-t-il, il a eu fortement à se plaindre de l'homme qu'il a frappé ; celui-ci l'avait injurié
en face, ce qui le touchait peu, mais ce qu'il ne pouvait supporter, il
l'excédait incessamment d'injures détournées ; il faisait peser sur lui
des accusations qui avaient pour objet de le rendre l'objet du mépris
général, il l'appelait *tante*, etc., etc. ; aussi, exaspéré à la fin, coûte que
coûte, il a voulu se venger et il a frappé. Il sait parfaitement d'ailleurs
ce qui l'attend, mais il est préparé ; il n'a personne qui s'intéresse à lui,
et il ne demande, du reste, la pitié de personne ; quand la mort viendra,
il saura la recevoir courageusement ; mais ce qu'il ne saurait, ce qu'il
n'entend pas supporter, c'est cette espèce de persécution qu'on lui im-
pose en excitant sans cesse sourdement la sentinelle à lui envoyer une
balle dans la tête, etc., etc.

Si on lui fait doucement remarquer que ce qu'il dit est absurde, que
jamais, dans les prisons, un soldat n'a reçu l'ordre de fusiller un pri-
sonnier, qu'il le sait mieux que personne, lui qui a été soldat pendant
sept années, il cligne de l'œil à la façon d'un homme qui n'est pas dupe,
qui sait bien ce qu'il dit. « Mais, ajoute-t-on doucement, nous ne contestons pas que vous ne croyiez entendre les voix dont vous parlez,
mais nous contestons que ce que vous entendez soit réel et exact. —
C'est probablement une hallucination de l'ouïe. — Oh ! je ne suis ni
fou ni halluciné, réplique-t-il vivement et je sais bien que j'ai raison.
J'ai été coupable, je le veux bien, qu'on me punisse comme on voudra,
mais qu'on ne me tue pas ainsi à petit feu. — Non, l'impression dont vous
parlez n'est que le résultat d'une simple hallucination. » Si l'on cherche
à le convaincre en lui parlant d'un ton persuasif et bienveillant, on
arrive presque à lui faire accepter d'être convaincu ; si on cherchait à
lui parler avec autorité et hauteur, on le ferait évidemment tomber dans
des accès de violence bien caractérisée.

Quand on lui demande s'il y a eu des malades dans sa famille, et
spécialement des cerveaux irritables, il déclare n'en avoir pas connu ;
il ne veut pas, du reste, donner des noms ou des indications réelles
sur ses parents, parce qu'ils sont dans de bonnes conditions et que lui
n'est vis-à-vis d'eux qu'une sorte de paria, qu'il n'entend pas, en livrant
leur adresse ou leur nom, leur faire déshonneur ou causer de la peine ;

que pour lui, il n'a jamais été malade et n'est certainement pas fou.
A cet égard, M. le docteur Doumic, médecin de la maison centrale de
Poissy, déclare que F., pendant son séjour dans cette maison, n'a jamais
présenté de symptôme qui relevât de l'aliénation mentale.

En présence de tous ces faits et à la suite de tous les renseignements
recueillis, après un long examen de F., nous estimons que F. n'est
atteint d'aucune forme d'aliénation mentale; c'est un esprit exalté, un
violent, qui se considère comme en dehors de la société par les fautes
qu'il a commises, et qui en est venu à s'imaginer qu'on pourrait se
débarrasser de lui comme on se débarrasse d'un chien enragé, quoique
cette idée ne résiste pas chez lui à une discussion dirigée et conduite
avec bienveillance. Nous estimons de plus que F. est un cerveau exalté,
facilement irritable, mais qu'il ne simule pas l'aliénation mentale, bien
qu'exprimant une idée déraisonnable, par exemple, celle de la mort
que pourrait lui envoyer le caprice ou la mauvaise humeur d'une sentinelle.

C'est un esprit exalté, en défiance contre lui-même, puisqu'il reconnaît ne pouvoir se maîtriser comme il le voudrait, et en défiance contre
les autres, parce qu'il a conscience d'avoir des comptes à rendre. En
somme, sous la réserve que nous indiquons, nous le croyons responsable de ce qu'il a commis et peut commettre.

20 février 1877.


## OBSERVATION VII


R. est inculpé de vol, et c'est dans un état de grande excitation cérébrale qu'il serait venu révéler à la police des détournements dont il se
serait rendu coupable; après son arrestation, cette exaltation cérébrale
paraît avoir continué, car il s'est frappé la tête contre les murailles et
s'est couvert de coups et de contusions qui ont déterminé la congestion et la bouffissure des téguments de la tête, en laissant sur la face
de nombreuses et profondes ecchymoses.

Interrogé sur sa vie antérieure et les faits qui ont amené la situation
où il se trouve, il répond clairement, nettement, sans difficulté, sans
restriction, comme un homme qui apprécie à leur valeur les fautes
qu'il a commises; il les avoue et les reconnaît avec une grande sincé-
rité apparente.

Il a trente-quatre ans et dit avoir commencé à vingt ans l'habitude
de prendre tous les jours de l'absinthe; il déclare être affecté d'une

sorte de tremblement qui suit ordinairement, dit-il, les moments où il vient de prendre des alcooliques. Cherchant à le faire boire, nous lui faisons, pendant un certain temps, tenir à main levée le lourd gobelet de l'hôpital, et nous ne constatons chez lui aucune apparence de tremblement; il est vrai que la tisane de réglisse qu'il vient de boire n'a rien d'alcoolique.

Les pupilles, examinées avec soin, se contractent et se dilatent régulièrement; la langue ne présente ni déviation ni tremblement; dans la démarche, on ne constate rien de particulier.

Par la netteté, la précision des réponses qu'il nous a faites, par sa manière de les faire, par son habitude extérieure, R. ne révèle rien qui nous annonce une altération quelconque spécialement ou spontanément morbide des fonctions intellectuelles, et après notre long examen nous sommes si convaincus qu'on ne saurait le considérer comme atteint d'une forme quelconque d'aliénation mentale, que nous n'avons pas jugé nécessaire de le soumettre à de nouveaux examens.

Reste maintenant une question importante : R. est-il atteint de cet alcoolisme chronique qui se traduit par des troubles fonctionnels divers, portant principalement sur les systèmes nerveux et digestif? Nous ne le pensons pas, car nous ne trouvons pas encore en lui les symptômes accusés de cette terrible maladie. Toutefois nous croyons fermement, si réellement, comme il le déclare, il fait tous les jours usage et peut-être abus de l'absinthe; s'il a parfois un tremblement qui, bien qu'à ses débuts, est vraiment caractéristique, nous pensons, disons-nous, qu'il peut avoir contracté déjà une grande irritabilité nerveuse se traduisant par l'exaltation dont il a donné des preuves; du reste, le médecin qui devra lui continuer ses soins à l'hôpital, jusqu'à guérison tout au moins de ses contusions et de son état actuel de souffrance, voyant le malade tous les jours, pourra fournir à ce sujet des renseignements plus complets que nous ne saurions le faire, n'ayant vu R. qu'une fois.

En somme, nous estimons que l'état mental de R. est normal et intact, lorsqu'il ne se livre pas à ses faiblesses alcooliques; s'il se laisse aller à des habitudes d'ivresse, il peut et doit y rencontrer une excitation cérébrale qu'il évitera certainement en s'abstenant d'alcool, et nous pensons en conséquence que sa responsabilité morale peut être considérée comme pleine et entière.

(D<sup>rs</sup> Bernier, Bérigny, Louis Penard, 7 juin 1877.)

## OBSERVATION VIII

R. est inculpé d'incendie et j'ai charge d'examiner son état mental.

Je baserai mon appréciation sur trois éléments principaux :

1° Les renseignements obtenus sur son compte;

2° L'impression résultant de son attitude pendant qu'on l'examine et des réponses qu'il fait aux questions qu'on lui pose;

3° Enfin, sur l'étude de sa correspondance.

P. est un homme de trente-neuf ans, d'une taille un peu au-dessus de la moyenne, d'une constitution apparente assez bonne; on ne remarque aucune asymétrie dans les traits de son visage, ni dans la conformation de sa tête, et rien d'ailleurs, dans son ensemble physique, n'éveille l'attention.

Il est, dit-il, scieur de pierre de son métier, mais dans sa vie un peu errante, il paraît avoir fait nombre de métiers différents : domestique de pensionnat, garçon d'hôtel, infirmier d'hôpital, garçon de culture, garçon de moulin, etc. Il prétend du reste à une sorte d'aptitude générale, car à un meunier chez lequel il cherche de l'ouvrage et qui lui demande ce qu'il sait faire : « Tout », répondit-il hardiment.

Chez un dernier maître, un fermier, il ne travaille qu'un jour et quitte sa place parce qu'on ne lui donne pas de draps à mettre à son lit; pendant la nuit, le feu éclate dans une meule de blé, et P. est accusé d'y avoir mis l'incendie.

Mis en arrestation, il fait du bruit dans la prison, crie, chante et se montre très insolent dans ses rapports avec les gardiens; on est obligé de le punir, de le mettre au cachot et même de lui appliquer les menottes; son désordre de paroles et ses violences augmentent pendant cinq à six jours; après ce temps, il se déclare vaincu, promet d'être raisonnable dans sa cellule ordinaire et tient sa promesse. Le 27 septembre, il fait écrire à M. le procureur de la République pour lui donner des renseignements au sujet de l'incendie de Villepreux. Quoiqu'il sache écrire et doive assez souvent écrire ses lettres plus tard, comme il écrit mal, il fait écrire sa lettre par un intermédiaire et se borne à la signer, assez lisiblement du reste. Toutefois, plus tard, quand M. le juge d'instruction le fera comparaître devant lui, soit pour l'interroger, soit pour écouter les dépositions des témoins, quand il s'agira de constater par sa signature sa présence aux interrogatoires, malgré toutes les explications compétentes qu'on cherche à lui faire comprendre, il refusera constamment d'apposer sa signature.

Je l'interroge longuement sur toutes les circonstances de sa vie et je lui laisse le plus possible la parole; il répond avec une facilité d'élocution relative et une certaine suite dans les idées, et, détail remarquable, il ne revient pas sans cesse sur les mêmes faits et les mêmes incidents, il raconte sa vie, qui, selon lui, est loin d'avoir été heureuse, et il n'en impute les accidents qu'au hasard ou à la méchanceté des autres. Quant à lui il a toujours fait le possible pour faire son devoir; en passant en revue les diverses situations où il s'est trouvé, il parle avec une certaine complaisance de son aptitude à les remplir; il est évident que P. a de lui-même une opinion des plus satisfaites; pressé un peu vivement par mes questions, il répond généralement avec calme; seulement ses yeux deviennent alors plus brillants, et on sent que P. peut avoir une certaine disposition à se laisser aller à une sorte d'excitation intellectuelle.

Lorsque je lui demande pourquoi il s'est constamment refusé à signer les interrogatoires, il me répond qu'il ne voulait pas fournir d'aveux contre lui. Je cherche à lui faire comprendre ce que le juge d'instruction lui avait expliqué déjà à ce sujet, il me répond qu'il ne l'a pas bien compris; mais il est facile de juger qu'il s'applaudit intérieurement d'avoir eu la finesse et l'intelligence de refuser sa signature et ce trait d'habileté n'est certainement pas fait pour diminuer la bonne opinion qu'il a de lui-même.

P. a écrit plusieurs lettres au juge d'instruction et au ministre de la justice; ces lettres, d'une orthographe impossible, sont plus que difficiles à lire; seulement, quand on s'efforce de les déchiffrer, on voit qu'elles portent toutes sur le même objet; il est innocent, il prie qu'on lui accorde sa grâce; il demande avec instance qu'on le mette en liberté; il ne se laisse toutefois pas aller à ces divagations interminables qui caractérisent ordinairement les écrits des aliénés.

En résumé, de ce qui précède, j'estime que P. a une intelligence faible, facilement excitable, que c'est un esprit mal équilibré; je ne trouve rien en lui cependant qui me révèle une forme quelconque d'aliénation mentale et dans la mesure de sa faiblesse d'esprit je le crois responsable de ses paroles et de ses actes.

10 novembre 1878.


## OBSERVATION IX


C., âgée de quarante-sept ans, sans profession ni domicile connus, est inculpée de vol; M. le juge d'instruction nous demande de déter-

miner l'état des facultés mentales de cette femme et le degré de responsabilité morale qui peut lui appartenir.

Cette femme, de lourde carrure, présente l'apparence d'une robuste
constitution ; sa tête est enfoncée dans les épaules ; son menton, large
et tombant, décrit une longue courbe avant de rejoindre le cou fortement attaché par des muscles épais et puissants ; la face qui, dans
chacun de ses traits isolés, montre une certaine finesse, présente cependant en son ensemble un aspect bien caractérisé de lourdeur bestiale ;
cette femme nous regarde avec une sorte de défiance ; elle fait cependant de visibles efforts pour écouter nos questions, éprouve tout d'abord
de l'embarras pour s'exprimer, ânonne et bégaye presque en commen-
çant ses réponses, mais nos questions étant continuées avec douceur et
bienveillance, elle finit par répondre avec justesse et même une sorte
de précision ; elle a eu un oncle qui aurait eu des accès ou des crises
analogues à celles qu'elle éprouve quelquefois ; vers onze ans, à la suite
d'une peur occasionnée par un gros chien, elle a commencé à éprou-
ver des crises plus ou moins violentes en dehors de ses accès plus ou
moins rapprochés ; elle parlait librement et facilement ; la difficulté
qu'elle éprouve actuellement en parlant et dont elle se rend bien compte,
dit-elle, date du jour où, pendant la Commune, son mari a été fusillé ;
plusieurs fois malade à la suite de crises caractéristiques qui paraissent hystéro-épileptiformes, elle a été, paraît-il, transportée à Sainte-
Anne, à la Salpêtière et même à la maison spéciale de Niort ; elle se
souvient que Niort est dans les Deux-Sèvres ; elle se rappelle parfaitement les traits et les noms de MM. Delasiauve et Legrand du Saulle,
comme les traits et le nom du médecin de Niort, tous noms qu'elle
ne saurait avoir inventés. Ce sont là, du reste, des assertions que nous
sommes obligés d'accepter sous bénéfice d'inventaire, n'ayant par de-
vers nous aucun moyen de les contrôler.

On la fait pleurer et rire presque à volonté : pleurer, quand on lui
parle de son mari qui a été fusillé, du cimetière du Père-Lachaise près
duquel on l'a fusillé : rire, quand on lui parle du vol d'une poupée,
qu'entre autres vols, dit-elle, elle aurait commis ; qu'elle pleure ou
qu'elle rie, sa figure prend, comme nous l'avons dit, une expression
bestiale derrière laquelle elle ne saurait cacher ni simulation, ni contrainte.

Elle fait évidemment tout le possible pour comprendre nos questions
et y répondre, quoiqu'elle se laisse facilement distraire par un incident
quelconque. Quand elle parle, et nous devons insister sur ce fait, elle
a une sorte de bredouillement, de tremblement de la parole qui ne
paraît pas résulter des troubles de l'intelligence ou de la volonté, mais
semble être la conséquence d'un défaut d'harmonie dans les actes
de coordination de la parole ; elle a, comme nous le disions tout à

l'heure, surtout au moment de commencer ses phrases, une sorte d'â-
nonnement très caractéristique, et elle nous répète que cette difficulté
de prononciation n'a pas toujours existé.

Elle a, nous dit-on, des crises hystéro-épileptiformes ; nous admettons parfaitement la possibilité de ces crises, mais nous n'avons
pas été à même de les constater ; elle a évidemment une irritabilité
cérébrale caractérisée.

Cette femme est assurément atteinte d'une lésion profonde des centres nerveux et nous paraît être à une période initiale de cette
affection qu'on appelle la paralysie générale des aliénés, caractérisée
par un état chronique inflammatoire de l'appareil cérébro-spinal, état
sur lequel peut se greffer de temps en temps une manifestation aiguë.

En somme cette femme C., nous paraît être atteinte d'une affection
nerveuse qui a troublé ses facultés intellectuelles, et nous estimons que
dans les circonstances toutes spéciales où elle se trouve, ne jouissant
pas de la plénitude de ses facultés et de son libre arbitre, elle est absolument irresponsable des actes délictueux ou criminels qu'elle peut
avoir commis.

(D<sup>rs</sup> Bernier, Bérigny, Louis Penard, 1878.)


## OBSERVATION X


La fille L., âgée de trente-huit ans, est inculpée de tentative de meurtre ;
il s'agit de constater et de déterminer l'état de ses facultés intellectuelles.

Le 9 septembre 1876, la fille L., armée d'un revolver à six coups,
prenait à la gare Saint-Lazare le train de 7 heures 35 minutes du soir,
et arrivait vers huit heures à C. Là, elle chercha J. H. camionneur,
son ancien amant, qui, depuis trois ans, ne voulait plus continuer ses
relations avec elle, l'aperçut chez un marchand de vins, attendit sa
sortie sous les arbres de la place de la Gare, et, quand il fut à portée,
lui tira quatre coups de son revolver chargé à balles et lui fit deux
blessures ; elle alla ensuite tranquillement à S., hésita d'abord quelque
peu à se présenter à la gendarmerie, entra chez une buraliste où elle
écrivit plusieurs lettres ; une à sa mère résidant à B., une autre à une
dame Q. sa cousine, qui l'avait reçue chez elle. Elle se constitua enfin
prisonnière à la gendarmerie, après avoir déclaré froidement ce qui
venait de se passer, et laissa, sans violence ni opposition, procéder à
son arrestation.

Interrogée tout d'abord sur le motif de sa coupable agression, elle déclara qu'ayant depuis longtemps fortement à se plaindre de J. H., elle avait été poussée à bout par une carte postale contenant des mensonges et des infamies sur le compte de ses parents et sur son propre compte à elle. Cette carte postale avait été adressée à Mme E., au service de laquelle elle était alors en qualité de cuisinière. Cette carte était signée du nom de D., un des amis de H.

Sur les quatre coups dirigés contre lui, presque à bout portant, H. a été atteint de deux blessures : l'une à la région du cou, à trois centimètres au-dessus de la clavicule droite, et l'autre à la région abdominale droite, près de l'ombilic. Ces deux blessures ont été très légères et promptement guéries, car le 14 septembre, le blessé reprenait son service.

Avant d'examiner l'état mental de l'inculpée, le dossier ayant été mis à notre disposition, nous en avons soigneusement compulsé toutes les pièces; non pour nous faire une opinion d'après ces seuls renseignements, mais pour nous mettre à même d'interroger utilement la prévenue, suivant les fins de la mission qui nous était confiée.

La fille L. est née le 3 juin 1838, à B. ; ses parents ont eu cinq enfants et elle a été la troisième par ordre de naissance ; son père est mort à cinquante-trois ans, d'une lente affection de poitrine qui a duré deux ans ; sa mère vit encore, elle a soixante-huit ans et jouit d'une bonne santé, quoiqu'elle soit asthmatique ; nul de ses ascendants n'a été, dit-elle, atteint d'une affection cérébrale quelconque ; un de ses frères est mort à onze ans d'une fièvre scarlatine ayant présenté de ces accidents cérébraux qui peuvent ressortir à une fièvre éruptive ; sa sœur aînée est morte à vingt-deux ans d'une affection de poitrine ; restent deux sœurs, l'une mariée et ayant deux enfants, et l'autre âgée de quarante ans et qui ne s'est pas mariée pour demeurer avec sa mère. La fille L. insiste tout particulièrement sur ce point que nul dans sa famille n'a présenté de dérangement d'esprit.

Elle a été réglée à vingt et un ans, comme sa mère, et elle n'a jamais éprouvé de désordes de menstruation ; à vingt-six ans, elle aurait eu une fièvre muqueuse, comme elle l'appelle ; mais ce n'était probablement que de l'embarras gastrique, car l'affection a duré peu de temps, et à quelques mois de distance de ce dernier événement L. était la proie d'une fièvre typhoïde, sérieuse à coup sûr, celle-là, puisque la malade a été retenue quatre mois à l'hôpital Saint-Antoine. Jusqu'à l'âge de vingt-sept ans, elle est restée à B. près de sa mère, travaillant à la terre.

En 1864 elle vient de B. à Paris, passe quelques mois près de sa cousine, Mme G., et se décide enfin à se mettre en service à B. Trois mois après, elle quitta sa place, contrainte par une fièvre typhoïde à se faire recevoir à l'hôpital Saint-Antoine, dont elle sort fin novembre

1864, pour entrer à la maison de convalescence du Vésinet, où elle séjourne comme convalescente d'abord, puis comme fille de service jusqu'en février 1866; elle se proposait même de rester dans l'établissement comme infirmière; mais on ne la trouvait pas assez forte pour passer les nuits et on ne put lui donner cette situation. Elle entre alors comme bonne à tout faire, puis en qualité de cuisinière, dans différentes maisons et partout ses différents maîtres sont arrivés à une conclusion identique, à savoir qu'elle laissait paraître une certaine exaltation d'esprit : M. L. lui trouvait un caractère original et excentrique et la considérait comme *toquée*. M. C. la trouve *braque*, se plaignant toujours des *misères* qu'on lui fait. Suivant M. B., elle passait pour être un peu folle ; elle avait des humeurs noires. La concierge de la maison ne la connaissait que sous le nom dont elle l'avait baptisée : *L. la toquée*. Mme L. s'en est séparée, parce qu'elle lui paraissait n'avoir pas la tête à elle ; elle semblait être dans un état d'exaltation permanente ; on avait, disait-elle, tenté de l'empoisonner en la poursuivant partout, et dès lors elle s'était promis à elle-même et promettait aux autres de se venger. A M. A. enfin elle paraissait *toquée* et en dernier lieu, par madame D., elle était un peu folle.

En 1867, cuisinière de M. X., à V., elle voit venir pour la première fois, apportant des bagages, un nommé J. H, commissionnaire. Cet homme fit connaissance avec la fille L., la courtisa, et à C., alors que L. avait changé de maître, il lui promit le mariage, et des relations intimes s'établirent entre eux.

Des événements graves, la guerre, la Commune, leurs occupations différentes, séparèrent plus ou moins H. et L. H. semblait peu disposé à tenir sa promesse, et la fille L., qui cherchait cependant par des sacrifices d'argent et des cadeaux de toute sorte à le rattacher à elle, se montrait très irritée contre lui. H. d'ailleurs avait deux camarades : B., employé au chemin de fer et D., employé chez un photographe qui faisaient constamment à la fille L. des plaisanteries d'un goût douteux et l'irritaient de plus en plus. Un jour, sous un prétexte quelconque, la fille L. prit un congé, invita à dîner dans un restaurant J. H., qui, contrairement aux intentions de la fille L., invita son ami D. à dîner avec eux. V. L. fut mécontente, blessée même, mais ne refusa pas précisément la présence de D., par égard pour H., et se contenta de lui dire « Restez, puisque H. vous a invité : quand il y en a pour deux, il y en a pour trois. Tout le temps du dîner D. fit des plaisanteries désagréables et des gestes obscènes qui révoltèrent profondément la fille L. Celle-ci toutefois paya seule le dîner, le café, etc. ; à peine sortie de la maison, elle fut prise de vomissements, et crut alors fermement, comme elle le croit encore du reste aujourd'hui, avoir été empoisonnée par D. et H. au repas en question.

Elle ressentit dès lors une profonde animosité contre D. d'abord, mais ensuite et surtout contre H., le point de départ, la cause ou l'occasion de tout ce qui lui arrivait de pénible ou de désagréable.

En 1876, étant cuisinière chez M. E., dentiste, qui habite l'hiver à Paris et l'été une résidence à C., elle reçut deux lettres anonymes injurieuses ; elle reçoit de plus sous une enveloppe à son adresse, une feuille de papier non écrit, mais souillé de matière fécale.

Le 7 septembre enfin une carte postale est adressée à Mme B. la maîtresse de V. L. Cette carte signée L. est ainsi conçue :


« Madame,

» J'ai l'honneur de vous donner des renseignements sur une per-
» sonne que vous avez chez vous et qui se fait nommer Mlle L. Je vous
» dirai, Madame, qu'elle fait un mensonge chaque fois qu'elle se fait
» appeler ainsi. Elle a été mariée, on ne sait pas ce que son mari est
» devenu ; elle a deux enfants qui doivent être en Normandie. Je dirai
» qu'elle est d'une affreuse famille : son père est repris de justice et
» elle-même a volé chez plusieurs de ses patrons. Je suis heureux de
» pouvoir vous donner ces renseignements dont vous pouvez lui donner
» connaissance, car elle ne se prive pas d'en donner sur le compte
» des autres.

» Madame, je vous salue, D. »


Mme E. donne lecture de cette carte à V. L., dont l'irritation ne connut plus de bornes, Dans son indignation, le 8 septembre, elle adressa au procureur de la République la lettre suivante dont la signature seule est de son écriture :


« Monsieur le Procureur de la République,

» Voici une carte qui a été adressée à ma maîtresse, qui est infâme
» contre moi et ma famille et dont chaque mot sont autant de men-
» songes.

» Monsieur, je m'adresse à vous pour me faire rendre justice, n'ayant
» pas le moyen d'en poursuivre l'auteur.

» Je suis avec le plus profond respect, votre très humble servante.

» V. L. »

Elle écrit le 8 au procureur de la République, mais impatiente de se venger, elle cherche des moyens plus directs et plus rapides, et prend soudainement la résolution de tirer le lendemain 9 septembre, sur H., plusieurs coups d'un revolver qu'elle a en sa possession, qu'elle s'est procuré pour s'en servir au besoin pendant la Commune, et avec l'usage duquel elle est déjà familiarisée. Elle tient toutefois à préparer le dîner de ses maîtres et à six heures et demie, ce dîner une fois terminé, prêt à être servi par le valet de chambre, elle monte dans sa chambre, prend le revolver, le charge, place un mouchoir bien en vue sur la cheminée, et sur le mouchoir un papier qui se trouve être une facture et au dos duquel se trouve écrit : Je dois à la femme de chambre 24 francs ; puis une note de dépense de ménage, et enfin ces mots tracés à la hâte et évidemment à la dernière heure : Ce mouchoir est à Rosalie, la femme de chambre. Elle a mis, avant de sortir, sous le paillasson de l'appartement de ses maîtres, la clef de sa chambre, qu'on retrouve le lendemain matin ; elle part pour C., vers huit heures ou huit heures et demie du soir, elle tire froidement, avec une complète impassibilité, sur H., quatre coups des six de son revolver.

Ce long historique nous a paru indispensable pour conduire logiquement aux résultats de notre examen de la fille L. ; nous avons eu de plus à parcourir de longs factums, cent cinquante pages environ sur papier grand format, d'une écriture assez serrée, où V. L., relate dans les plus minutieux détails tout ce qui a trait à son affaire ; elle en a du reste écrit beaucoup plus qu'on ne nous en a communiqué et que nous n'avions besoin d'en voir. L'écriture n'est pas positivement mauvaise, mais les mots coupés quelquefois et confondus entre eux, et surtout l'orthographe passablement fantastique, rend, à qui a l'habitude d'une orthographe plus régulière, la lecture de ces documents plus que difficile et en tout cas très fatigante.

Du reste, ce n'est pas seulement depuis qu'elle est en prison qu'elle écrit considérablement, car avant l'événement du 9 septembre, profondément dominée par l'idée de ses griefs, — les uns, les plus graves, qui n'étaient que trop réels, et les autres imaginaires — elle écrit sans cesse et à tout le monde : au maire de C., au secrétaire de la mairie, à M. homme d'affaires qu'elle a pris pour conseil, au gendarme, au sergent de ville de L., etc., etc.

Depuis qu'elle est en cellule, elle écrit des volumes, fatigue les magistrats de ses lettres incessantes toujours sur le même sujet et revenant à satiété sur les mêmes détails.

Sa grande préoccupation, dans ses écrits sans fin, n'est pas de se défendre et d'essayer de se soustraire aux suites de la grave accusation qui pèse sur elle ; elle n'a qu'un désir, qu'un but : se venger d'H., non plus peut-être en le tuant, mais en suscitant contre lui la sévérité

de la justice pour le faire punir. Elle rappelle sans cesse tout le ma
qu'il lui a fait, et elle cherche sans cesse dans sa mémoire, en les
trouvant toujours, de nouveaux témoins des griefs qu'elle articule.

Entre autres lettres, elle adresse au juge d'instruction un mémoire
de dix grandes pages, format papier écolier, et elle met en marge des
têtes de chapitre résumant tout le paragraphe; ce sont toujours mêmes
détails, plus que complets, minutieux. « Enfin, écrit-elle, j'ai deux passions : le travail et la toilette, toilette que je fais moi-même et que je
*sais* porter ». On dit d'elle dans le voisinage qu'elle est coquette, qu'elle
a l'air d'une petite dame et ce n'est ni en raillerie, ni en persécution
qu'elle interprète ce qu'on lui dit alors, le compliment lui est agréable.
D. va chercher sa malle et lui dit : « Ça, c'est une malle de princesse!
— Monsieur, répondit la fille L., il est aussi permis à un malheureux
d'avoir un beau cheval qu'au roi. » C'est elle qui rapporte tous ces
faits dans les écrits qui ont passé sous nos yeux.

Immédiatement après la tentative de meurtre, avant de se constituer
prisonnière à S., elle a, avons-nous dit, écrit deux lettres, l'une à sa
mère et l'autre à sa cousine; à sa mère, elle dit simplement : « Je ne
» suis plus rue C., je suis chez notre cousine G.; je suis un peu ma-
» lade et je vous souhaite à tous une meilleure santé. » A sa cousine G., elle écrit : « Je été à S., après avoir fait mon affaire et je ne
» pas voulu aller à la jandarmerie de C. et personne ne m'a arretté.
» Avant gavais resu une carte geudi qui m'a fait me déterminer et aller.
» Je donc parti tout étan malade et je fait ce que je n'aurais pas dû
» Je n'ai jamais douté que je dois les 24 francs. » (Puis une phrase
illisible et incompréhensible.) « J'ai mis la clef sous le paillasson. Je
» écrit à maman que je ne suis plus éhez vous, je suis à S. »

Avant même d'avoir vu la fille L., à consulter seulement les documents
qui la concernent, nous sommes frappés déjà de circonstances remar-
quables. Comme les monomanes, elle écrit beaucoup, et d'une façon
aussi prolixe que diffuse. De plus, elle paraît vaniteuse à différents
points de vue et doit être facilement irritable.

En pénétrant dans sa cellule, car c'est là que nous avons voulu la
voir pour la moins troubler dans ses habitudes et la laisser plus calme,
plus elle-même pour ainsi dire, dans le milieu où elle est depuis
quelque temps forcée de vivre, nous trouvons une femme, de taille
moyenne, vêtue de noir, simplement et convenablement mise, sans trace
saillante d'ostentation ou de mauvais goût. Elle a l'air triste et fatigué.

Nous commençons par causer de choses indifférentes; elle parle
d'abord assez doucement, puis, bientôt, s'échappe par la première tan-
gente venue pour revenir à ce qui la concerne personnellement; nous
prenons le parti, à cette première entrevue, de la laisser parler tout à
son aise, sans l'interrompre. Elle parle comme elle écrit, d'une façon

incessante, intarissable, à jet continu ; elle remonte aux plus minutieux détails, passe en revue toutes les dates, mélange tous les faits et tous les noms ; bien nous en à pris d'avoir étudié le dossier par avance, car, sans cette précaution, il eût été presque impossible de la comprendre ; elle est aussi diffuse à écouter qu'à lire ; comme nous le disions tout à l'heure, nous l'avons, à cette première séance, laissée causer en toute liberté, sans l'interrompre, à vraie patience d'experts, pendant quarante minutes environ, et nous sommes sortis de sa cellule véritablement étourdis, abasourdis de cet intarissable flux de paroles.

Un autre jour, l'un de nous, la visitant isolément, retrouve même loquacité et même stérile abondance de détails inutiles. Interrompue à dessein plusieurs fois, elle supporte impatiemment l'interruption et reprend bien vite le fil de son verbiage ordinaire. Dès qu'elle recommence son récit à son arrivée à Paris et ses premiers rapports avec H., il est très difficile de la sortir des inutilités prolixes et confuses où elle noie les faits sur lesquels on voudrait retenir plus spécialement son attention et qu'on cherche vainement à lui faire préciser davantage ; alors elle s'impatiente et s'anime si on semble vouloir l'arrêter en chemin, et aussitôt qu'il lui est permis de continuer, elle reprend imperturbablement les mêmes faits, les mêmes noms, les mêmes dates.

Une autre fois encore, étant tous les trois réunis, nous avons voulu nous rendre compte du degré d'irritabilité de son état mental, et nous l'avons interrompue à chaque instant, paraissant disposés à discuter pied à pied les détails dans lesquels elle se noyait constamment. Cette malheureuse femme s'est alors singulièrement animée, son visage s'est empourpré, ses yeux sont devenus brillants, et si nous l'avions poussée davantage, elle aurait eu probablement quelque violent paroxysme.

Du reste, après notre visite, elle a déclaré à la gardienne que les médecins l'avaient fort ennuyée, que cela était intolérable et qu'elle préférait se pendre tout de suite.

La surveillante a été tellement frappée de cette exaltation inattendue, que, sur son rapport, on a mis avec la fille L. une autre prévenue pour lui tenir compagnie et parer à tout accident.

V. L. éprouve toujours contre H. la même et vive irritation : « il lui » a menti ; il s'est moqué d'elle ; il l'a accablée de railleries, de sarcas- » mes, d'injures grossières ; il l'a véritablement persécutée, et surtout » il a établi contre elle tout un système de persécution et a suscité un » grand nombre de persécuteurs et d'insulteurs en tout genre. Tout le » monde se moquait d'elle ; elle s'en apercevait bien, quoiqu'on ne lui » parlàt pas toujours, et tout ce monde d'ailleurs était envoyé ou poussé » par H.; mais ce qui a mis le comble à son indignation, c'est cette carte » postale qui vient de lui évidemment, et où il a osé dire que son père

» avait été repris de justice, qu'elle-même était une voleuse et qu'elle
» avait eu deux enfants! »

Si on lui fait remarquer avec ménagement que la dernière imputation,
sans être exacte, n'est pas absolument calomnieuse, puisqu'elle avoue
des relations maintes fois répétées avec H., et que de ses relations
auraient pu naître des enfants, bien qu'elle ne fût pas mariée, elle ac-
cepte volontiers la remarque, avoue de nouveau surabondamment ses
relations avec H. ; mais elle ne s'indigne pas moins qu'on ait pu dire,
répéter, écrire qu'elle avait eu deux enfants, elle, la fille d'un père qui
était l'honneur même, et qui a toujours élevé si honnêtement et si
sérieusement toute sa famille ! Une fois sur ce thème, elle s'anime et
s'exalte inévitablement. Au reste, ajoute-t-elle, elle ne veut pas le nier,
elle avait toujours désiré se marier ; non pas quand même et avec le
premier venu, puisqu'elle avait déjà refusé plusieurs partis ; mais
enfin elle n'est pas comme sa sœur et préférerait se marier qu'entrer au
couvent.

Si on insiste pour savoir si elle regrette d'avoir manqué H., elle
tourne la question, accorde qu'elle regrette d'avoir été forcée d'en
*venir là*, mais à condition qu'on punira H. comme il mérite de l'être.
Tout disparaît devant son animosité : sa situation présente, son avenir,
la perspective d'un châtiment sévère ; elle ne pense qu'à une seule chose :
faire punir H. comme il le mérite. On interrogerait la fille L. quinze
jours de suite, comme on mettrait à sa disposition des rames de papier
blanc, qu'on n'en tirerait ni d'autres réponses, ni d'autres écrits.

Après avoir plusieurs fois, isolément ou collectivement, étudié la fille
L., nous sommes arrivés unanimement à une conviction que nous ex-
primerons dans les conclusions suivantes :

1° La fille L. n'est pas atteinte d'une forme d'aliénation mentale sur
laquelle on puisse mettre une étiquette précise, qui frappe d'emblée les
esprits inattentifs ou se révèle à un examen superficiel ; il faut l'interroger avec précaution, l'observer et la suivre avec soin, pour constater
que son état mental n'est pas absolument sain et intact.

2° C'est une femme d'une constitution nerveuse, particulièrement
irritable, et avec cette disposition d'esprit, sous le coup d'événements
pénibles qu'elle a traversés, comme mécompte offensant dans ses projets
d'avenir et de mariage, projets auxquels elle avait cru faire et avait fait, en
effet, de grands sacrifices, car sa conduite avant ses relations avec H.
paraît avoir été régulière. Blessure profonde dans tous ses genres de
vanité, atteinte inattendue et cruelle dans ses sentiments d'affection
et de respect pour ses parents, il n'est pas étrange que son irritabilité
naturelle se soit tournée en monomanie partielle.

3° On ne peut pas dire que la fille L. présente actuellement les
symptômes de ce qu'on a nommé le délire des persécutions, car les

persécutions qui l'ont assaillie n'étaient que trop réelles : ces taqui-
neries, ces injures auxquelles on l'exposait sans cesse, cette enveloppe
à son adresse renfermant un ignoble papier, cette carte postale signée
d'un nom ennemi et disant que son père, dont elle paraît vénérer le
souvenir était un repris de justice, et qu'elle-même était une voleuse,
toutes ces circonstances constituaient un véritable système de persécution et ont développé dans son état mental, facile à exalter, un délire particulier et partiel de persécution; c'est-à-dire qu'elle ne s'est
pas bornée à voir la persécution là seulement où elle était en réalité;
mais elle l'a vue partout, là même où elle n'était plus réellement.
Chaque passant se moquait d'elle, même sans lui parler; on ne la re-
gardait seulement pas; elle n'en devinait pas moins la moquerie, et
tous ceux qui passaient, l'insultaient et tous ces insulteurs étaient
autant d'émissaires d'H. Le maire de C., le secrétaire de la mairie,
M. l'homme d'affaires, le sergent de ville de C., le gendarme de C.
qu'elle avait tant fatigués de ses lettres et qui ne prenaient pas la
peine de lui répondre, autant de persécuteurs !

Elle était donc à un certain degré, dans une certaine mesure, en
proie à un délire partiel de persécution.

4° Elle n'offre certes pas le type de ce qu'on appelle la monomanie
raisonnante, elle en présente cependant quelques traits ; elle n'a pas
commis un acte de folie transitoire, elle n'a pas cédé à un mouvement
irrésistiblement impulsif, elle a agi sous le coup d'une excitation cérébrale chronique pour ainsi dire, à savoir, longuement continuée; elle
a tout froidement préparé, froidement accompli !

Elle va partir pour C., tirer sur H. et le tuer, se livrer ensuite à la
gendarmerie; et à ce moment décisif, absorbant pour tout autre, elle
n'oublie pas les habitudes de son honnêteté ordinaire : elle consigne
sur le premier papier venu, au dos d'une facture de boulanger, qu'elle
doit 24 francs à une femme de chambre ; immédiatement après l'événement, elle écrit à sa cousine et elle rappelle encore qu'elle doit
24 francs.

H. s'est emparé de sa pensée tout entière et l'a complètement ab-
sorbée. Elle raisonne la ligne de conduite qu'elle veut tenir par rapport
à lui, d'une façon constante et avec une persévérance qu'aucune considération n'a pu faire fléchir. Quelques mois auparavant elle avait dit :
« Je me vengerai ! » et, coûte que coûte, elle a tenu sa promesse, elle a
essayé de se venger.

Et de plus, quel déluge d'écrits et quel flux intarissable de paroles !
Il y a donc là, dans une certaine mesure également, une sorte de monomanie raisonnante.

Enfin, par toutes les considérations qui précèdent, nous pensons
que la fille L. a agi dans une excitation cérébrale morbide qu'elle n'a

pas pu, qu'elle n'a pas su maîtriser. Nous n'hésitons pas à croire et à déclarer qu'elle n'était pas maîtresse de son libre arbitre, le 9 septembre dernier, et nous la considérons comme irresponsable de l'acte qu'elle a commis.

(D<sup>rs</sup> Bérigny, Bernier et Louis Penard, 1856.)

FIN.

PARIS. — IMPRIMERIE ÉMILE MARTINET, RUE MIGNON, 2

www.ingramcontent.com/pod-product-compliance
Ingram Content Group UK Ltd.
Pitfield, Milton Keynes, MK11 3LW, UK
UKHW022131170726
13837UKWH00003B/1494

DE LA

# MESURE DU DISCERNEMENT

## EN MATIÈRE CRIMINELLE

TRAVAUX PUBLIÉS :

1° De l'intervention du médecin légiste dans les questions d'attentats aux mœurs (*Annales d'hygiène*, 2ᵉ série, 1860, t. XIV).

2° Lettres sur la pratique de la médecine légale (*Union médicale*, nouvelle série, novembre et décembre, 1861).

3° Examen du tarif des frais judiciaires en ce qui concerne les médecins légistes.

4° Rapport (avec Mᵉ Guerrier) sur une disposition testamentaire faite en faveur d'un médecin.

5° Comptes rendus et rapports sur des observations de médecine légale.

6° De l'accouchement spontané après la mort (3° 4° 5° et 6°, *Bulletin de la Société de médecine légale*, t. III, 1870-72).

7° Rapport sur une tentative de meurtre (*Bulletin de la Société de médecine légale*, t. III).

8° Traduction du mémoire du docteur Taylor sur la recherche médico-légale du sang, au moyen de la teinture de Gaïac (*Annales d'hygiène*, 2ᵉ série, 1870, t. XXXIV).

9° Sur la responsabilité des actes commis par les épileptiques.

10° Compte rendu des mémoires de la Société médicale de New-York (*Bulletin de la Société de médecine légale*, t. IV).

11° Projet de réforme du tarif des frais judiciaires en matière de médecine légale (*Bulletin de la Société de médecine légale*, t. V).

12° Conférence sur Ambroise Paré, 1874.

13° De l'intervention du médecin légiste dans les questions de plaies, blessures et surtout fractures du crâne (Paris, 1879, *Congrès international de médecine légale*).

14° Du rétablissement des tours (*Annales d'hygiène*, t. I, 3ᵉ série, 1879).

15° De la mesure du discernement en matière criminelle, mémoire lu devant l'Académie de médecine, 1880.

PARIS. — IMPRIMERIE ÉMILE MARTINET, RUE MIGNON, 2.